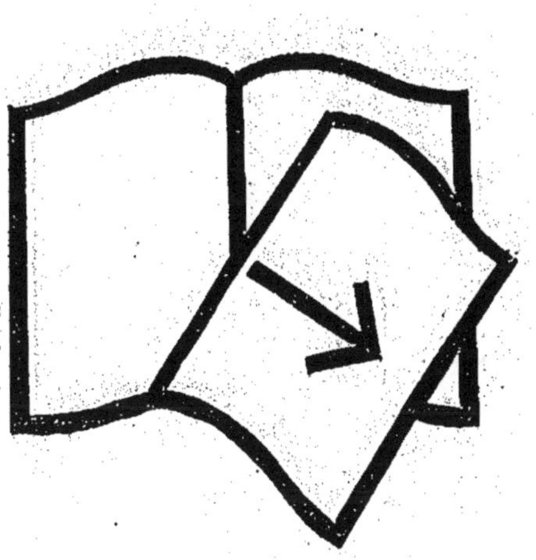

Couverture inférieure manquante

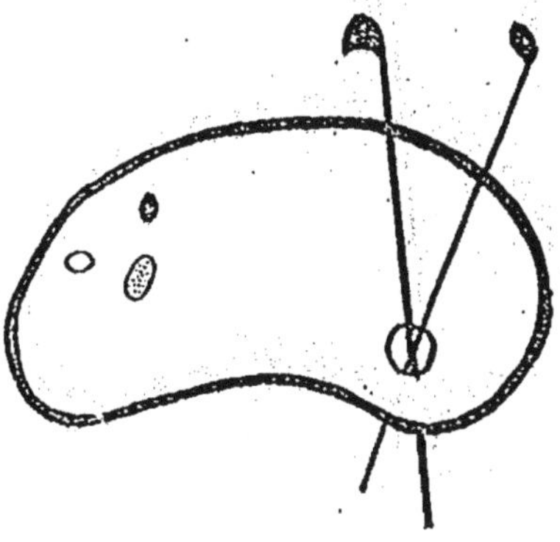

ORIGINAL EN COULEUR
NF Z 43-120-8

ESSAI

SUR

L'HISTOIRE DE LA RAGE

AVANT

LE XIX SIÈCLE

PAR

Michel DE TORNÉRY

Docteur en médecine de la Faculté de Paris,
Ex-interne des Hôpitaux de Paris.

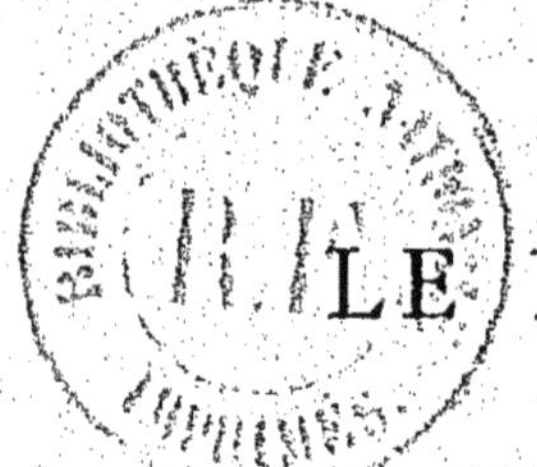

PARIS

IMPRIMERIE DE LA FACULTÉ DE MÉDECINE

HENRI JOUVE

15, Rue Racine, 15

1893

ESSAI

SUR

L'HISTOIRE DE LA RAGE

AVANT LE XIXe SIÈCLE

ESSAI

SUR

L'HISTOIRE DE LA RAGE

AVANT

LE XIXe SIÈCLE

PAR

Michel DE TORNÉRY

Docteur en médecine de la Faculté de Paris,
Ex-interne des Hôpitaux de Paris.

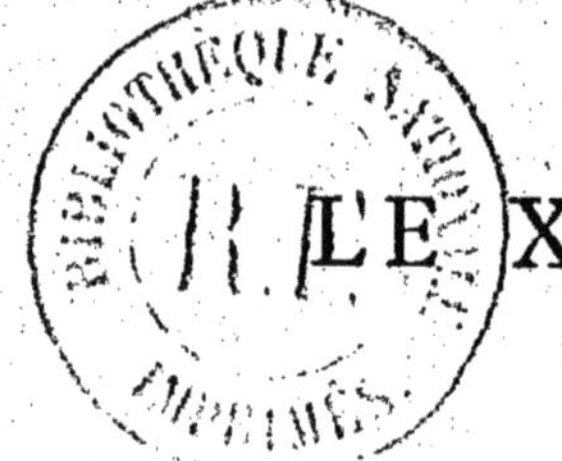
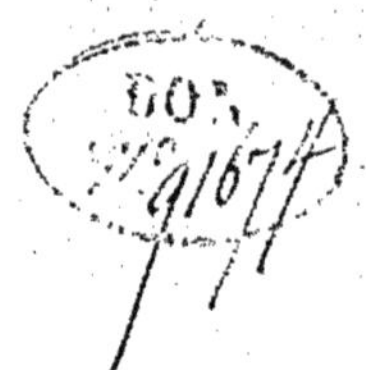

PARIS

IMPRIMERIE DE LA FACULTÉ DE MÉDECINE

HENRI JOUVE

15, Rue Racine, 15

1893

PRÉFACE

Un penchant décidé pour les études historiques et celles notamment qui concernent le passé si curieux et si instructif de la médecine, nous a poussé à entreprendre ce travail dont nous ne nous dissimulions point les difficultés. Il nous a semblé qu'il serait intéressant de suivre une affection déterminée pendant une longue suite de siècles, de comparer entre elles les descriptions que nous en ont laissées les médecins des diverses époques, d'indiquer les erreurs commises, mais de mettre aussi en pleine lumière les progrès lentement accomplis. Entreprendre sur ce plan l'histoire d'une maladie, c'était en effet écrire en quelque sorte celle des tendances successives de l'art médical tout entier, et d'avance on pouvait prévoir les conclusions auxquelles nous amèneraient nos recherches. La période græco-romaine faisait preuve d'une insuffisance déplorable pour tout ce qui concerne la pathogénie et les lésions anatomiques ; on était par contre en droit de s'attendre à un de ces tableaux morbides saisissants dont Arétée et Soranus nous ont donné tant d'exemples admirables par l'heureux choix des expressions et l'exactitude des détails. Les Arabes, moins brillants que leurs devanciers, continueraient cependant leurs traditions et parfois sauraient se montrer originaux. Les grands médecins de la renaissance, secouant la barbarie et l'indolence du moyen âge, remettraient au jour les trésors de l'antiquité et y ajouteraient encore par leurs recherches personnelles ; mais ce n'est qu'au XVIIIᵉ siècle que le progrès scientifique s'accuserait nettement grâce à ces deux grands moteurs des temps modernes : la presse et les réunions savantes. Il nous a paru que la rage était un des meilleurs sujets que nous puissions choisir. Contrairement à bien des affections que renferment nos traités de nosologie, son origine se perd dans la nuit des temps, puisqu'on croit que le chantre immortel de la guerre de Troie y a fait allusion bien avant l'époque hippocratique. Grâce à la rage, l'infection, cette grande notion de pathologie générale qui menace d'envahir toute la médecine, a été mise depuis longtemps hors de tout conteste. Mais combien les explications qu'on a données de ce fait si important et qui apparaissait ici avec une évidence pour ainsi dire brutale, contrastaient étrangement par leur pauvreté et leur caractère chimérique avec l'excellence de la description symptomatique. C'est que l'observation des malades, même lorsqu'elle est pratiquée par des esprits supérieurs, ne saurait suffire à tout, quand elle n'a point pour auxiliaires ces recherches expérimentales, l'honneur de notre siècle. Un grand génie a enfin dissipé les ténèbres qui nous cachaient la genèse des maladies contagieuses. Non content de surmonter l'obstacle contre lequel s'étaient brisés l'humorisme des médecins dogmatiques, le vitalisme des pneumatiques, le solidisme des méthodistes, l'iatrochimisme de Boerhave et d'avoir donné un fondement inébranlable aux vues émises autrefois par Fracastor et restées sans influences parce qu'elles étaient demeurées sans preuves, Pasteur, dont l'humanité prononcera toujours le nom avec reconnaissance et admiration, nous a donné enfin le moyen de surmonter un mal horrible que n'avaient pu vaincre les centaines de médicaments successivement employés. Est-il une démonstration plus belle et plus irréfutable de la nécessité absolue des notions pathogéniques. L'abondance énorme des matériaux qu'il nous restait à mettre en œuvre pour tracer l'histoire de la rage au XIXᵉ siècle, nous a contraint à remettre cette partie de notre historique à une époque ultérieure. Nous avons dû, pour le moment, nous contenter d'enregistrer les conquêtes de la clinique; dans une prochaine étude qui paraîtra bientôt, nous exposerons celles du laboratoire non moins belles que les premières et plus utiles, car elles ont permis au médecin de remplir sa véritable mission: celle de guérir. On y trouvera aussi des recherches de statistique et de police sanitaire que nous nous proposons de donner aussi complètes que cela nous sera possible. Nous prions notre maître, M. le professeur Laboulbène, qui nous a toujours montré une bienveillance dont nous sommes fiers, d'accepter l'hommage de ce travail bien insuffisant sans doute, quoiqu'il nous ait coûté de longs mois d'efforts soutenus. Nous espérons que notre bonne volonté sera auprès de lui notre excuse. Nous adressons aussi le témoignage de notre reconnaissance à tous ceux dont nous avons été l'élève dans les hôpitaux, à MM. Germain Sée, Pozzi, Maygrier, Després, Albert Robin, Moutard-Martin, Empis, Bourneville, Ducastel. Ce sont eux qui nous ont appris le peu que nous savons. Nous remercions aussi bien sincèrement les bibliothécaires de la Faculté, MM. Hahn Corlieu, Petit, Thomas, Gouault, de la complaisance inaltérable qu'ils ont mise à rechercher les fiches des ouvrages que nous étions obligé sans cesse de leur réclamer, afin de compléter nos recherches.

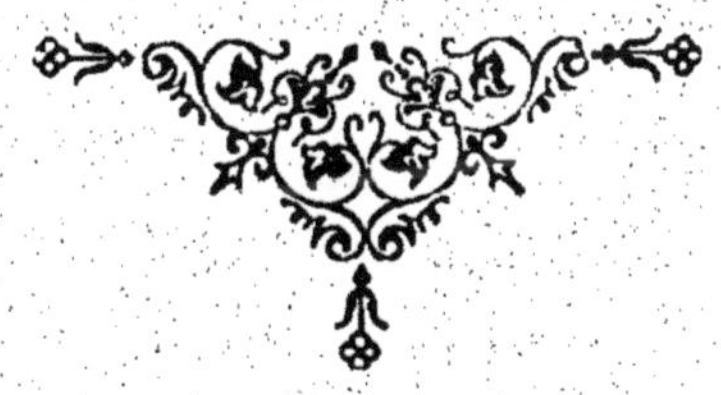

CHAPITRE PREMIER

Pénurie des matériaux avant les Alexandrins. — Antiquité prouvée de la rage bien avant l'époque hippocratique. — Travaux des Alexandrins sur la rage. — Celse. — Dioscoride. — Écrivains méthodistes. — Arétée. — Galien. — Oribase. — Aétius. — Paul d'Égine. — Exposé général des connaissances scientifiques que possédaient les anciens sur la rage. — Superstitions populaires. — Traitement prophylactique et curatif.

En commençant cet historique, nous espérions remonter très haut dans le cours des âges, au delà même d'Hippocrate le législateur, mais non le père de la médecine qu'exercèrent longtemps avant lui les Asclépiades, de Cnide, et de Cos et les philosophes pythagoriens. Ce mal, nous disions-nous, a des symptômes extérieurs trop manifestes pour ne pas avoir frappé depuis des siècles l'attention des médecins. La soif dont sont torturés les malades et leur crainte de boire, leur agitation, leurs convulsions, leurs gémissements, la rapidité de la marche, l'issue constamment mortelle des accidents, tout cela paraissait bien propre à frapper de terreur et ne devait pas sortir facilement de la mémoire de ceux qui ont eu l'occasion d'assister à ces scènes dramatiques. D'ailleurs, l'intérêt était d'autant plus poignant que la rage provient d'un animal ayant avec l'homme des rapports de tous les instants et qui mérite par son dévouement, son caractère enjoué, sa fidélité et les services qu'il rend tous les jours, une considération à laquelle l'affection n'est pas étrangère. Il semblait que des conditions si favorables dussent nous permettre de trouver des indices aussi précieux qu'abondants sur la fréquence de la rage, la durée de son incubation, la nature de ses symptômes, ce qui nous aurait permis peut-être d'établir un parallèle bien intéressant entre la maladie d'aujourd'hui et celle d'autrefois. Mais si nous nourrissions cette espérance, nous n'étions point non plus sans crainte quand nous songions à l'obscurité qui nous dérobe d'une façon si complète l'histoire de notre art, à partir du plus illustre des Asclépiades, incertitude qui régnait déjà du temps de Galien, quoiqu'à un moindre degré, bien entendu, qu'à l'époque actuelle. L'indifférence des hommes, les guerres, les révolutions incessantes, le dédain du passé avaient laissé perdre bien des œuvres précieuses avant que la libéralité des Ptolémée et leur amour éclairé pour les sciences eût permis de fonder cette bibliothèque d'Alexandrie, qui sauva d'une destruction totale tout ce qui subsistait encore de l'ancienne médecine. Mais dans quel triste état se trouvaient les épaves du naufrage, et combien nous est arrivée dépareillée, incomplète, mutilée, l'encyclopédie médicale qui porte le nom du père de la médecine? Avec de si pauvres matériaux, il fallait tout redouter. Nous avons été surpris néanmoins de lire dans le paragraphe si intéressant et si riche en documents historiques que Cœlius Aurélianus a consacré à la rage, que certains auteurs, s'autorisant du silence des anciens médecins, regardaient cette maladie comme une affection nouvelle, et ceci n'est point une vaine allégation de l'adaptateur latin de Soranus, car on la voit confirmée par une phrase caractéristique que nous avons retrouvée dans les Symposiaques de Plutarque. Le raisonnement proteste contre des prémices aussi hasardées et appuyées sur des preuves aussi faibles. Et d'ailleurs, cette absence de documents peut s'expliquer autrement encore que par les pertes très réelles que nous avons signalées plus haut. Les médecins de ces âges reculés n'étaient-ils pas frappés d'horreur devant les phénomènes redoutables que déterminent la rage et n'admettaient-ils pas dans leur for intérieur, à l'exemple du vulgaire, que cette affection dont la pathogénie est si mystérieuse, la symptomatologie si épouvantable et le traitement si impuissant avait quelque chose de surnaturel qui rendait toute recherche absolument inutile. On serait autorisé à l'admettre si on fait attention que, d'après Cœlius Aurélianus, aucun des médecins qui ont précédé Hérophile et Erasistrate n'a osé prescrire un traitement sur la rage, et d'ailleurs l'hypothèse d'une origine divine de la rage n'est pas une supposition gratuite de notre part, car on retrouve dans un des problèmes d'Alexandre d'Aphrodisie la phrase que voici : *Placet, quibusdam, sidus, quoque caniculœ rabiem, canibus per delibera-tionem quemdam, cœlestem atque influentiam emo-liri.* Lorsque les terres si chaudes de l'Orient se desséchaient sous l'influence d'une chaleur torride, que bêtes et gens haletaient sous un ciel de feu et que Sirius projetait une lumière de plus en plus éclatante dans la nuit étoilée, l'homme commençait à regarder avec défiance, le chien, son fidèle compagnon et le principal artisan de sa grandeur, car il savait que c'était surtout à cette époque que la rage faisait sentir son influence, et si les savants invoquaient, pour expliquer le mal, le tempérament sec du chien, le dessèchement des humeurs, l'action néfaste d'une bile surchauffée, le vulgaire devait songer plus volontiers à quelque sortilège, à quelque fléau extraordinaire envoyés par une divinité jalouse. On comprend combien cette croyance devait être favorable à ces charlatans, à ces mages dont parle Hippocrate, et qui étaient toujours prêts à invoquer la colère d'un dieu ou ces influences astrales mises en honneur par les prêtres chaldéens. Mais le vigoureux génie grec, se dégageant de plus en plus des superstitions et des terreurs de son enfance, allait bientôt contempler sans pâlir les phénomènes les plus redoutables et bientôt aussi les médecins répéteront, à propos de la rage, ce qu'Hippocrate disait du mal caduc : « Elle ne me paraît avoir rien de plus divin ni de plus sacré que les autres, mais la nature et la source en sont les mêmes que pour les autres maladies. »

Du reste, ce n'est point le raisonnement tout seul qui nous a conduit à rejeter l'opinion d'Artémidore que la rage serait une affection nouvelle. Voici, en effet, ce que nous trouvons au livre V, chapitre XXVIII, de l'ouvrage de Pierius Valerianus Balzano :

« Les prêtres d'Égypte désignaient par l'hiéroglyphe du chien l'homme malade de la rate ; car le chien a la rate fort grêle et déliée et s'il meurt, ou qu'il enrage, cela lui vient de la rate. »

Cœlius Aurélianus qui croit lui aussi à l'ancienneté de la rage nous fournit des arguments irrésistibles tirés de l'histoire même de la médecine en Grèce.

Il rappelle le passage d'Homère où celui-ci fait dire à Teucer, frère d'Ajax, qu'il regrette de n'avoir pu tuer Hector, ce chien enragé. Il nous apprend que Ménandre, le grand poète comique, avait mis sur la scène un vieillard irascible dont il comparait la fureur à la rage. Grâce à lui, nous savons que Démocrite, le prédécesseur direct d'Hippocrate, non seulement s'était occupé de la rage, mais qu'il l'avait appelée très justement une *incendie des nerfs*. D'ailleurs, Cœlius n'est point persuadé que la collection hippocratique soit restée aussi muette qu'on l'a dit sur une affection aussi importante, et il cite une phrase tirée des Épidémies et où l'on rapporte que les phrénétiques qui boivent peu tremblent au moindre bruit. En tout cas, le doute ne serait point permis pour le gendre d'Hippocrate Polybe qui aurait insisté sur la rapidité foudroyante de la maladie (1). L'idée que nous soutenons a enfin pour elle une preuve irréfutable : le passage de l'histoire naturelle d'Aristote où la fréquence de la rage est signalée chez le chien : « Les animaux ont trois maladies, la rage, l'esquinancie et la goutte. La rage les rend furieux et tous les animaux qu'ils mordent, en cet état, deviennent enragés, si ce n'est l'homme. Cette maladie emporte et les chiens et tous les animaux que les chiens ont mordus, excepté l'homme. L'esquinancie les fait également périr et il est rare qu'ils guérissent de la goutte. Le chameau est pareillement sujet de la rage... Le cheval devient aussi enragé et alors il a toujours l'œil triste. Le signe de cet état est qu'il baisse les oreilles du côté de la crinière, puis il les étend en avant; il tombe en défaillance et halette. » Sauf une assertion étrange qui, d'après Mercuriali, s'expliquerait par une faute de texte, ce paragraphe nous est doublement utile en ce qu'il confirme l'existence de la rage chez le chien dont elle entraînerait fatalement la mort et qu'il signale la transmissibilité du mal par morsure.

Il résulte cependant de la lecture attentive de Cœlius Aurélianus que les Alexandrins ont été les premiers à étudier la rage d'une façon complète et véritablement scientifique et cette constatation n'a point lieu d'étonner. La médecine, ainsi que les autres sciences, avait trouvé dans la capitale des Ptolémées un milieu

---

(1) Il avait donné à cette maladie le nom de ὑδροφόβον (fuit l'eau).

des plus favorables, c'est-à-dire des protecteurs puissants et généreux, et des moyens d'étude que fournissaient avec abondance non seulement les livres de l'immense bibliothèque du Sérapéion, mais encore la population très considérable de cette énorme cité où les marins et les négociants de toutes les nations civilisées du vieux monde accouraient en foule. Sous l'influence d'Erasistrate et d'Hérophile, il se fonda une école médicale qui jouit pendant de longs siècles d'une très grande réputation, car les disciples de ces deux grands hommes, les véritables fondateurs de l'anatomie continuèrent les traditions de leurs maîtres. Ces médecins, comme nous l'avons dit plus haut, firent faire à l'étude de la rage des progrès notables. Andréas de Caryste, un des principaux sectateurs d'Hérophile qui avait composé sur la pharmacologie un traité, dont Dioscoride fait le plus grand éloge, avait appelé la rage κυνόλυσσον probablement pour la distinguer d'une affection qu'il venait de décrire et dans laquelle les malades étaient remplis d'une terreur sans borne pour tous les êtres vivants et les objets inanimés. Démétrius d'Apamée, trompé par ce mot hydrophobie qui, pour beaucoup, résumait la rage tout entière, crut qu'on pouvait ranger parfois cette maladie parmi les affections chroniques, ayant vu persister la répugnance pour les liquides pendant deux ans et plus chez des malades qui étaient atteints tout simplement de dysphagie.

Dès cette époque apparaît l'inconvénient d'avoir fait reposer la rage sur un seul symptôme, quelle que soit son importance. On discuta beaucoup à l'école d'Alexandrie pour savoir quel était le siège exact du mal. Artémidore, de la secte d'Erasistrate, soutenait que l'œsophage était primitivement atteint ; mais l'importance des troubles nerveux n'avait point échappé à Gaius, un des plus illustres disciples d'Hérophile. Si, disait-il, il y a du vomissement, c'est que les nerfs moteurs de l'estomac tirent leur origine du cerveau et des méninges qui sont la partie de l'économie frappée par la rage. Les idées de Gaius furent adoptées par la plupart des médecins de la secte *d'Asclépiade*, le véritable fondateur du méthodisme. Elles s'harmonisaient bien, en effet, avec l'assertion de leur maître que toute maladie qui trouble l'esprit, telle, par exemple, la phrénésie, la léthargie, l'epilepsie, doit se jeter nécessairement sur les enveloppes du cerveau (1). Avec la théorie nouvelle qui ôtait le rôle pathogénique aux humeurs pour l'accorder aux solides ; cette question de la localisation prenait une grande importance, et comme malheureusement ni l'anatomie pathologique, ni la physiologie n'existaient encore, chacun se laissait aller à ses impressions personnelles. Les médecins doués d'un grand sens clinique, parfois tombaient juste ; les autres se laissaient égarer par de fausses apparences et aussi peut-être par le désir de faire du nouveau. Ainsi Artorius, un des principaux disciples d'Asclépiade, abandonnant les sages idées de son maître ou plutôt

---

(1) Voir mon ouvrage sur les *Maladies nerveuses pendant l'antiquité Græco-Romaine*.

de Gaius, soutint, comme Artémidore, que l'œsophage était le lieu primitivement affecté, ainsi que le dé-
montrait l'existence du hoquet et des vomissements
bilieux.

C'est Artorius qui nous a raconté l'histoire touchante
de ce soldat qui, devenu enragé, s'indignait, lui que
n'avaient jamais épouvanté les périls de la guerre, de
ressentir une terreur immense à la vue de l'eau.
D'autres, se fondant sur la douleur localisée au diaphragme, en faisaient le lieu principal de la maladie.

Avec *Celse*, nous quittons enfin ces auteurs qui ne
nous sont connus que par quelques citations tronquées,
et nous tenons enfin un texte qui malgré sa brièveté
nous fournit cependant de précieux indices. D'ailleurs,
si le passage est court, il est écrit avec un rare
bonheur d'expression dans cette langue latine énergique, concise, majestueuse, digne enfin du peuple-roi
qui la parlait. L'encyclopédiste romain y caractérise la
rage comme une maladie affreuse dans laquelle le malheureux qui en est atteint est torturé à la fois par la
soif et par la crainte de boire. Celse ne parle que de
l'hydrophobie qui était regardée comme le phénomène
principal, et passe les autres symptômes sous silence.
Il prescrit de retirer le venin au dehors au moyen de
ventouses, ou plus simplement par la succion, qui
n'est pas dangereuse, dit-il, s'il n'existe point d'exco-
riation aux lèvres. Il insiste sur la nécessité de la cautérisation au fer rouge quand la région le permet ;
dans le cas contraire, on emploira des caustiques énergiques. Pour éliminer le venin, on se servira de la su-

dation ; on tâchera de détruire le virus sur place, par une suppuration prolongée de la plaie. Le vin qu'Asclépiade avait mis en grand honneur dans la thérapeutique de cette époque était donné pur et en grande quantité, car il était regardé comme un excellent antidote contre tous les poisons connus. Lorsque les accidents de la rage éclataient, Celse reconnait « qu'il n'y a plus grand'chose à espérer. » Cependant pour combattre le phénomène capital, l'hydrophobie, il dit qu'on peut jeter à l'improviste le malade dans une piscine pleine d'eau. Si par hasard il savait nager, on lui maintiendra de force la tête sous l'eau pendant quelques minutes. Pour éviter une réaction dangereuse, on plongera l'hydrophobe dans un bain d'huile tiède.

Après Celse, il nous faut citer Tullius Bassus, Niger, Apuleius Celsus, Scribonius Largus. Les deux premiers ne nous sont connus que par Cœlius Aurelianus. L'écrivain méthodiste nous apprend que Tullius Bassus donnait aux personnes mordues par un chien enragé des sternutatoires et des clystères irritants, conduite qu'il blâme fort car, dit-il, la rapidité de la marche de cette affection ne permet pas d'effectuer la métasyncrise et n'est propre qu'à accélérer le cours du mal. Niger, un ami de Tullius Bassus, ne reculait pas devant l'hellébore afin d'amener une déri-

---

(1) Voir ce que nous disons sur la métasyncrise des méthodistes dans notre ouvrage sur les *Maladies nerveuses pendant l'antiquité Græco-Romaine.*

vation puissante du côté du tube digestif. Apuleius Celsus avait composé pour la rage un antidote dont Scribonius Largus, son élève, nous a révélé la composition : Nard de Syrie, safran, myrrhe, casse, costus anemone schœmum, poivre blanc, castoreum galbanum, résine de térébenthine, opium a. 3 livres. Allereus blanc, anis, semence d'ache, tragacanthe aa 6 livres. Miel d'Attique un setier, vin de Falerne une once. Faire macérer dans le vin l'opium et le tragacanthe. Ecraser le galbanum et la résine puis bien mélanger avec du miel. Mettre le tout sur le feu et chauffer jusqu'à ce que le mélange ait la consistance de la cire et ait perdu la couleur jaune du safran. A ce moment on ajoute la macération vineuse de tragacanthe et d'opium. On donnera de ce médicament gros comme une fève d'Egypte. Scribonius Largus qui nous donne cette recette nous apprend aussi qu'il faut cautériser et surtout faire suppurer longtemps la plaie, au moyen de l'ail, de la chélidoine, de la rue, de la moutarde, de la scille, de la ciboule macérée dans du vinaigre ou d'un cataplasme formé de câpres écrasés qu'on appliquera sur la plaie. Cet auteur nous apprend que la Sicile, patrie d'Apuleius Celsus, était fréquemment désolée par les chiens enragés ; enfin il raconte qu'il aurait appris en Crète la recette d'un médicament très puissant, renfermant des débris de peau de hyène. Il n'a pas eu, dit-il, l'occasion de s'en servir jusqu'ici, mais quand cela se présentera il tentera l'épreuve avec confiance.

Dioscoride est un pharmacologue comme Scribonius,

mais d'une toute autre importance. Les renseignements qu'il nous fournit sur le traitement de la rage sont très étendus comme on devait s'y attendre; mais il ne s'est pas borné à ce rôle de thérapeute, il a donné sur l'allure de la maladie chez le chien et chez l'homme des détails beaucoup plus étendus que ceux fournis par Celse. « Le chien devient enragé, dit-il, au temps des grandes chaleurs ou des grands froids; il perd l'appétit et n'ose plus boire. Sa gueule ouverte, laisse écouler une bave abondante. Son regard est étrange. Il se montre plus triste que d'habitude. Il attaque tout ce qu'il rencontre sans aboyer et mord indifféremment les étrangers et les personnes de son entourage. » Comme on le voit, Dioscoride a signalé les principaux phénomènes de la rage canine et sa description vaut presque celle de Rufus. Ce qu'il dit de la rage humaine est moins bon. Cependant, en outre de l'hydrophobie, il signale le spasme des nerfs, principalement de la tête, les lamentations incessantes, l'agitation et les douleurs auxquelles le malade est en proie. Certains aboient comme des chiens et comme eux essayent de mordre, et s'ils y réussissent ils transmettent le mal dont ils sont atteints. La guérison serait impossible quand les accidents ont éclaté. Cependant, dit-il, Eudème affirme qu'il s'en est délivré, et Thémison s'en serait guéri lui-même.

Dioscoride insiste beaucoup sur l'utilité d'une cautérisation énergique qui est un excellent préservatif contre toutes les morsures venimeuses. Après la chute des eschares il faudra maintenir quelque temps la plaie béante

au moyen de substances irritantes et ulcérantes, tels
que l'ail écrasé, l'oignon, les grains mâchés de froment. Puis, quand la morsure aura suppuré un temps
suffisant on mettra un cataplasme au sel et on permettra à la plaie de se refermer. Il ne faut point
négliger les petites solutions de continuité; ce sont les
plus dangereuses parce qu'elles ne saignent pas assez.
Pour éviter cet inconvénient, on fera des scarifications
et on appliquera des ventouses qui auront le grand
avantage d'attirer le virus au dehors. Comme remède
interne, Dioscoride a grande confiance dans la poudre
d'écrevisse et dans la poudre de racine de gentiane.
On mêlera le tout dans quatre cyathes de vin et on
remuera jusqu'à ce que le mélange ait la consistance
de la bouillie. Si le malade s'est négligé les premiers
jours de l'accident on doublera ou même triplera la
dose habituelle. Le vin et le lait sont des excellents
antidotes. Quand le malade ne s'est point traité pendant les premiers temps, on négligera le traitement
local, pour recourir aux évacuants. L'hiera à la
coloquinte et surtout l'hellébore peuvent donner d'excellents résultats. Il faudra aussi donner des sudorifiques et de temps à autre appliquer des sinapismes
sur différentes parties du corps. Quant au régime, on
prescrira non seulement du vin pur et du lait en grande
quantité, mais encore des viandes âcres et des épices
qui se laissent difficilement surmonter par la force du
venin. Du reste, il faut agir promptement car les accidents éclatent bientôt. Le mal se montre le plus souvent au bout de six semaines chez les personnes dont

les morsures n'ont point été traitées. Parfois l'incubation est longue et dure six mois, parfois même bien plus, comme certains l'ont observé. Dioscoride a vu un cas où les symptômes de la rage ne se sont produits qu'au bout d'une année.

Il nous faut passer maintenant aux médecins d'une secte médicale, qui, malgré ses erreurs, a fait faire à la nosologie des progrès évidents. Il semble que l'histoire de la rage leur est assez grandement redevable comme paraît le démontrer la description que Cœlius Aurelianus a laissée de cette affection. On sera surpris des connaissances étendues que possédait l'écrivain méthodiste sur cette terrible maladie.

Rejetant, comme on le sait, les théories humorales, et ne s'attachant qu'aux altérations des solides, les Méthodistes firent de la rage une affection par resserrement des pores de l'organisme. Les écrivains de cette secte avaient tout particulièrement insisté sur la division des maladies en aiguës et chroniques, et ils ajoutaient avec raison beaucoup d'importance à cette classification. Or, contrairement à certains disciples d'Asclépiade, ils ne voulurent pas tenir compte de la période d'incubation et décrivirent l'hydrophobie comme une maladie aiguë par excellence. Ces deux notions : affection par resserrement des pores et marche rapide, dominent entièrement le traitement que Cœlius Aurelianus a proposé contre les accidents qui surviennent après la morsure.

Sur les opinions que *Thémison*, le fondateur du méthodisme, aurait émises sur la rage, on ne sait rien,

mais Dioscoride et Cœlius nous ont appris qu'il serait
devenu enragé, et qu'il aurait réussi à se guérir du
mal contre toute espérance. Il lui serait resté une telle
épouvante de ce mal que quand il songeait à transcrire
le traitement qui lui avait si bien réussi, les accidents
dont il avait autrefois souffert l'assaillaient aussitôt, de
telle sorte qu'il ne put jamais écrire un seul mot sur
ce sujet. Nous avons tenu à transcrire ici cette petite
histoire, non pas à cause de son authenticité plus que
douteuse, mais parce qu'elle traine un peu partout et
que les écrivains du xviie et même du xviiie siècle y
font fréquemment allusion.

Un des principaux disciples de Thémison, Eudème
fit de la rage une sorte de mélancolie dont elle se distinguerait cependant par la rapidité de la marche.
Cette hypothèse sera adoptée plus tard par Rufus.
Eudème, racontait que l'aversion des hydrophobes
pour l'eau est telle qu'un médecin devenu enragé,
voyant que sa tunique était trempée de ses larmes, se
l'arracha au plus vite des épaules.

Grâce à Cœlius, il nous est possible de nous faire
une idée assez nette de la description que Soranus
avait laissée de la rage. Ce grand médecin, dont la
renommée s'est accrue à mesure qu'on l'a étudié davantage, semble s'être occupé tout spécialement de la rage.
Son adaptateur latin nous apprend qu'il aurait vu l'hydrophobie survenir chez un enfant, à la mamelle,
preuve que cette affection peut survenir à tout âge. Il
aurait constaté aussi que les malades n'ont pas toujours horreur de l'eau et qu'ils s'efforcent même d'en

boire sur les conseils de leur entourage, mais du reste,
sans y parvenir. Ce n'est point là, probablement, tout
ce qui subsiste de sa description; il est vraisemblable que *Cœlius Aurélianus* ne s'est guère fait que
son écho pour ce chapitre de nosologie, comme pour
les autres, et qu'il s'est contenté de le copier plus ou
moins librement. Quoi qu'il en soit, Cœlius Aurélianus
a étudié la rage d'une manière beaucoup plus complète
que les auteurs de l'antiquité. Cela n'est vrai du reste
que pour la rage humaine, car il ne dit rien de la rage
canine. Contrairement à Galien, il est polygéniste, et
il admet que le mal peut se développer spontanément,
non seulement chez le chien, mais encore chez le loup,
chez le renard, l'ours, le cheval, l'âne, le léopard et
chez l'homme lui-même.

Il est bien manifeste que l'écrivain méthodiste est
tombé dans deux erreurs : qu'il n'a pas su distinguer,
ce qui appartenait à la rage spontanée et à la rage
communiquée et qu'enfin trompé par l'apparition de
certains symptômes, il a commis un des premiers la
faute de croire que cette maladie pouvait apparaître
dans l'espèce humaine, sans qu'il y eût morsure et par
suite d'une disposition vicieuse de l'économie. Il est
vrai de dire, comme nous le ferons remarquer plus
loin, que les faits sont parfois bien embrouillés, si l'on
se borne à étudier quelques cas seulement et non la
généralité de ceux-ci ! La longueur souvent extrême
de l'incubation dépassant parfois un semestre et pouvant se prolonger au-delà d'une année, l'insignifiance
des morsures qui peuvent passer souvent inaperçues,

expliquent pourquoi tant de rages communiquées peuvent sembler s'être développées primitivement chez un animal et même chez un homme et d'ailleurs chez les chats, les ours, les fouines, certains accès de colère passent parfois pour de la rage. L'erreur commise par Cœlius est donc excusable, mais malheureusement, elle eût un retentissement fâcheux sur beaucoup des auteurs de la renaissance et même des temps modernes, et le servilisme qu'on professait pour Galien, n'a pas empêché ces écrivains de rejeter les idées si justes, émises par le médecin de Pergame.

Un reproche bien plus grave encore que l'on peut faire à l'adaptateur latin de Soranus et peut être à Soranus lui-même, c'est d'avoir notablement exagéré les chances de contagion et de s'être fait l'écho des craintes du vulgaire sans avoir soumis celles-ci à un contrôle suffisant. C'est ainsi qu'il parle de la transmission possible, par simple contact, sans écorchure préalable et même par l'air qu'aurait respiré un hydrophobe. Il va même jusqu'à croire qu'un coq en colère peut donner la rage en éraillant la peau à coup de bec. Cœlius affirme que le mal peut survenir à tout âge. Avec lui, nous sommes quitte naturellement des théories humorales, mais les explications auxquelles il a recours, ne sont pas moins hypothétiques : il croit à un resserrement extrême des pores de l'organisme. Mais, il eut le mérite de combattre les théories animistes mises en honneur par des écrivains plus philosophes que médecins, et de montrer que c'est bien le corps qui est malade et que les troubles de l'esprit ne sont que consécutifs. Il admet que toute l'économie se ressent des effets de la rage, mais surtout le cœur, le draphragme, le cerveau et principalement le cardia dont la perturbation engendre quelques-uns des phénoi..nes caractéristique de l'affection. Il ne se rattache donc point à la théorie franchement nerveuse, admise par Gaius Asclépiade et la plupart de ses disciples. Cœlius nous apprend que la Carie et la Crète étaient fréquemment désolées par la rage et que celle-ci sévissait surtout à certaines périodes. L'incubation dit-il, est variable. Si parfois l'affection n'éclate qu'au bout d'un an, le plus souvent elle survient quarante jours après la morsure.

L'écrivain latin nous décrit longuement les prodromes ou plutôt les phénomènes qui marquent l'éclosion du mal. Il nous signale les idées mélancoliques qui en effet sont un des traits les plus caractéristiques de cette première période, le malaise, le sommeil entrecoupé, les raideurs dans les membres, les nausées, une certaine lourdeur et un commencement de dysphagie. Plus tard, quand la rage est déclarée, le malade craint non seulement la vue de l'eau, mais encore ses glouglous quand on l'agite et son nom quand on le prononce : parfois cependant l'horreur n'est pas si accusée qu'il ne puisse suivre les conseils de son entourage et s'efforcer mais sans succès d'en avaler quelques gouttes. L'aversion existe non seulement pour l'eau, mais pour tous les liquides en général et même pour les fomentations huileuses, et cependant le malade se trouve en proie à une soif extrême qu'il n'ose satisfaire. Cet antagonisme entre le besoin et la crainte de boire avaient beaucoup frappé les anciens qui s'en étaient exagéré l'importance. Le pouls est mou et irrégulier ; la région précordiale est douloureuse, le malade halette ; le visage se congestionne ; les yeux s'injectent et les larmes coulent en abondance, la langue fait saillie en dehors, et il y a des érections avec éjaculation du sperme. Les fonctions digestives sont troublées et vers la fin des vomissements d'une bile noirâtre apparaissent. Les membres sont pris de tremblement et de convulsion, principalement à la vue de l'eau. La fièvre manque ou est très légère.

La marche de cette maladie est extrêmement rapide. C'est, dit Cœlius, par excellence une maladie aiguë. Il n'est pas vrai que l'hydrophobie puisse prendre une allure chronique comme l'a soutenu Démétrius d'Apamée, et on ne doit point ajouter foi à ceux des disciples d'Asclépiade qui lui attribuent une évolution lente, parce qu'ils ont eu tort de faire entrer en ligne de compte l'incubation.

Cœlius s'est seul efforcé de faire le diagnostic de la rage d'avec les autres maladies qui lui ressemblent, chose dont n'ont point cru devoir parler les autres écrivains de la période græco-romaine, et il faut reconnaître qu'il a bien vu les affections qui pouvaient prêter à cette confusion. C'est ainsi qu'il nous parle de la phrénésie, de la manie, de la mélancolie. L'apparence anxieuse du malade avait même fait admettre par quelques-uns ainsi que nous l'avons dit plus haut que la rage n'était qu'une forme spéciale de mélancolie. Mais Cœlius fait remarquer que la rapidité caractéristique de la marche dans la rage permettra de la distinguer de la mélancolie et aussi de la manie qui évoluent beaucoup plus lentement. Quant à la phrénésie, elle s'en distingue par la fièvre violente qui l'accompagne.

Le traitement est une des parties les plus faibles ; et la faute en revient surtout aux idées que professaient les méthodistes. Au fond leur thérapeutique n'était qu'une contemplation des efforts de la nature vers la guérison et les reproches qu'ils ont adressé sur ce point aux hippocratiques retombent pleinement sur eux (1). Il est bien évident que le fameux jeûne de trois jours, les onctions huileuses, le massage, le choix de couvertures, une chambre plus ou moins claire ou plus ou moins obscure, chaude ou froide, et le régime quelque bien approprié qu'il fût, ne pouvait pas empêcher le malade de mourir, mais du moins Cœlius a vu toute l'inutilité des efforts pour faire boire le malade malgré lui : ce n'est pas l'action de ne pas boire qu'il faudrait guérir, dit-il, c'est la répulsion morbide par tout liquide. Il ne donne que des remèdes doux et faciles à appliquer. Malheureusement, il abonde trop dans cet ordre d'idée et il ne parle même pas de la cautérisation au fer rouge dont Celse et Dioscoride avaient montré toute l'importance. Mais on peut dire du moins que s'il n'était guère utile à son malade, du moins il ne le torturait pas par une médication aussi cruelle qu'inefficace.

(1) On a dit, avec assez de raison, que les méthodistes avaient été es homœopathes de l'antiquité.

Il aurait été bien intéressant de posséder une description d'*Arétée* sur la rage. Cet auteur, dont le talent d'exposition et les rares mérites d'écrivain sont restés justement célèbres, n'aurait pu manquer de nous charmer sur un sujet aussi dramatique. Par malheur, son ouvrage sur les maladies aiguës et chroniques nous est arrivé en si mauvais état qu'on ne sait si la lacune qu'on y remarque à propos du mal rabique tient à la paresse de l'écrivain ou aux ravages impitoyables du temps. Nous savons cependant, par un passage du chapitre qu'il a consacré à la cynanche, c'est-à-dire à l'angine, qu'il n'était point à l'abri des plus grossières erreurs de l'époque où il vivait. En effet, voulant prouver que les troubles déterminés par la cynanche peuvent être purement dynamiques, il dit textuellement : « L'air seul exhalé de la gueule d'un chien enragé, sans qu'il y ait morsure de la part de cet animal, ne suffit-il pas pour communiquer la rage à la personne qui le reçoit. »

Les renseignements que nous fournit sur cette affection, *Galien*, se réduisent également à peu de chose. Il ne s'est guère préoccupé que du côté thérapeutique de la question. Cependant, les quelques lignes qu'il a consacrées d'une façon incidente à l'étiologie de la rage dans un des chapitres du sixième livre des lieux affectés présente un très grand intérêt scientifique, comme nous allons le démontrer : « Il arrive donc, dit Galien, que la diathèse prenant son point de départ d'une quantité de salive très petite et *augmentant* dans le corps se manifeste, quand elle est arrivée à un *déve-*

loppement considérable après six mois, quelquefois elle ne donne aucun signe avant ce temps. » Le médecin de Pergame avait déjà insisté, ce qui est parfaitement exact, sur ce fait qu'une très petite quantité de substance toxique peut produire de très grands effets. « A la suite d'une morsure de quelque araignée venimeuse, dit-il, on voit tout le corps devenir malade, bien qu'une bien faible quantité de venin ait pénétré par une très petite ouverture. » Cela n'a point lieu d'étonner les médecins actuels accoutumés aux effets foudroyants, non seulement des alcaloïdes végétaux, mais encore des ptomaïnes et des leucomaïnes découvertes par Gautier et Selmi, et les toxines albumineuses plus nouvelles encore et dont la connaissance est si pleine de promesse. Les anciens semblaient avoir prévu, du reste, la formation de ces poisons dans l'organisme, car voici comment s'exprime le restaurateur de l'humorisme : « Il nous faut rechercher si dans les animaux il peut se former une corruption d'une nature telle qu'elle ait une qualité et une puissance semblables au venin des animaux. Mais dans la phrase que nous avons transmise plus haut, Galien a dépassé cette notion si remarquablement exprimée de l'auto-intoxication. Eclairé par la longue incubation de la rage, il y a parlé de développement et d'augmentation de cette petite quantité de matière peccante qui, introduite dans l'organisme, suffit pour y déterminer la rage. S'il avait réfléchi que seul un être vivant peut ainsi se développer et s'accroître, la théorie des germes ferments d'abord soupçonnée par Fracastor, puis exactement décrite et parfaitement démontrée par Pasteur, serait plus vieille de deux mille ans. Galien croyait tellement à la violence du virus de la rage qu'il n'hésite pas à dire que la corruption des humeurs est telle chez le chien que sa salive, seule mise en contact avec le corps de l'homme, développe l'hydrophobie, mais il rachète cette grave erreur engendrée probablement par les racontars qui couraient sur ce sujet, en se montrant nettement et résolument monogéniste, « On peut, en effet, apprendre en considérant les chiens combien a de puissance une prédisposition à être affecté d'une manière quelconque, aucun autre animal n'est en proie à la rage, le chien seul en est atteint. » C'est là une des premières affirmations de ce fait aujourd'hui de connaissance vulgaire que certaines affections, la morve, par exemple, tout en étant contagieuses pour les autres espèces animales, ne se développent dans les conditions habituelles que chez une de celles-ci, à laquelle elles semblent propres. Les vues que Galien a émises sur le traitement sont moins heureuses et il n'en pouvait pas être autrement à l'époque où il vivait. Il croit qu'on peut préserver les chiens de la rage en leur donnant un mélange de terre de Lemnos et de baies de genièvre bien écrasées. Il vante surtout la cendre de crabes fluviatiles dont il fait le plus grand cas. Quoiqu'elle présente, dit-il, les mêmes propriétés déssicatives que celles des escargots, elle réussit, en outre, particulièrement bien dans la morsure des chiens enragés, même si on l'ordonne seule. Cependant, la poudre de gentiane et d'encens favorise grandement son action.

Pour avoir une bonne poudre, il faut mettre sur dix parties de cendres de crabes fluviatiles cinq de gentiane et d'encens ; arrêtez-vous quand les crabes sont faciles à pulvériser. Aschrion, pour avoir une préparation plus efficace, ne se servait que de crabes fluviatiles capturés au moment de la canicule au dix-huitième jour lunaire ; il avait tant de confiance dans cette préparation qu'il en avait toujours chez lui en cas de besoin. Pélops, un autre maître de Galien, qui avait, parait-il, réponse à tout, expliquait l'action rafraîchissante et antirabique du médicament, en rappelant que le crabe était un animal aquatique ; mais celui de mer vivant dans l'eau salée, c'est-à-dire dans un milieu desséchant, ne peut avoir les propriétés du crabe qui habite l'eau douce. Galien trouvait les raisons de Pélops trop hypothétiques, et ne sachant pas quelle était la cause de ces effets miraculeux, il se contentait d'invoquer une propriété antirabique que possède cette poudre de crabe, tout comme les médecins de Molière parleront de propriété soporifique pour expliquer l'action hypnotique de l'opium, ne se doutant point que la création d'un mot expliquant la chose par la chose même qu'il s'agit de définir ne saurait suffire à la science.

Après Galien, les auteurs que nous aurons à consulter ne sont plus guère que des compilateurs.

Oribase n'a donné qu'un aperçu très rapide de cette maladie et les matériaux de sa description sont pour la plupart empruntés à Galien, ainsi qu'il a soin de le dire lui-même. Il commence par dépeindre la rage canine et montre le chien enragé, haletant, ne voulant plus boire et manger, baissant les oreilles, laissant écouler de sa gueule béante une bave abondante, ne reconnaissant plus personne et dangereux à son maître lui-même.

Ce qu'il recommande surtout dans les cas de morsure c'est l'application du fer rouge après le débridement de la plaie, si celle-ci est petite et anfractueuse. Surtout il ne faut point laisser celle-ci se fermer, durant 40 jours au moins. On la lavera de temps à autre avec une eau dans laquelle on a fait bouillir de la camomille ou de la patience sauvage et on donnera à boire du suc de petit nerprun ou de l'alphium. Il recommande encore la germandrée, la gentiane, l'ail, le poireau, la sideritis d'Héraclée, les sudorifiques, les diurétiques. Mais il rappelle que suivant Apollonius de Pergame, l'hydrophobie due à un chien enragé ne guérirait jamais. Oribase a longuement décrit la thériaque aux crabes, qui de son temps passait pour un remède souverain contre la rage.

Aétius est beaucoup plus important à consulter qu'Oribase, non pas qu'il montre beaucoup plus d'originalité, mais parce qu'il nous a conservé des fragments très remarquables, empruntés à Rufus d'Ephèse et à Poséidonius. Il est malheureusement assez difficile de dire ce qui revient à chacun de ces deux auteurs, Aétius ayant la déplorable habitude d'amalgamer ensemble des passages de source très diverse, sans avertir le lecteur de la provenance de tel ou tel paragraphe, dont l'origine cependant serait bien intéressante à connailre (1). Dans le chapitre auquel nous faisons allusion, la rage canine est décrite avec une abondance de détails auxquels nous n'étions pas habitué jusqu'ici.

Le mal est attribué à la constitution chaude et sèche du chien, qui donne naissance à l'affection, quand elle est desséchée encore davantage par les chaleurs brûlantes de l'été.

Cette tendance à la rage est d'autant plus marquée que le pays où se trouve l'animal en question, jouit d'un climat plus extrême. Les chiens sont pris de délire et malgré qu'ils meurent de soif, ils n'osent pas boire. C'est là le phénomène principal, et qui marque bien toute l'acuité du venin. Ils sont muets et leur intelligence est tellement troublée, qu'ils ne reconnaissent plus les personnes de leur entourage et leur montrent les dents. Beaucoup sont anhélants. Ils laissent pendre leur langue au dehors, et il s'écoule de leur gueule une bave abondante et visqueuse. Leurs oreilles sont pendantes et ils tiennent leur queue baissée. Ils marchent avec plus de lenteur, comme s'ils étaient somnolents. S'ils se mettent à courir sans motifs; leurs mouvements sont moins assurés et plus irréguliers que de coutume. Ce tableau morbide est assez exact, sauf l'hydrophobie, plutôt rare chez le chien, tandis qu'elle est constante chez l'homme. On n'y trouve point non plus de ces hallucinations et de ces tendances à mordre même les objets inanimés, dont Avicenne aura

______

(1) Voir pour la preuve de cette assertion notre ouvrage sur les maladies nerveuses pendant l'antiquité græco-romaine.

plus tard le mérite de signaler l'existence. On n'y parle point de la tendance du chien à s'échapper de chez lui, de ses changements incessants d'altitude et de portion.

Il existerait une véritable prédisposition pour la rage, et celle-ci serait d'autant plus dangereuse que l'économie est plus sujette aux humeurs vicieuses. L'incubation présente une durée variable. Parfois les accidents surviennent presque immédiatement après la morsure, mais le plus souvent, ils n'éclatent qu'au bout de quarante jours. Les phénomènes de la rage humaine sont décrits brièvement et avec beaucoup moins de netteté que dans le paragraphe correspondant de Cœlius Aurélianus. Cependant on y trouve un fait que l'écrivain latin avait passé sous silence. Il est très vrai que la vue d'un objet brillant, d'un miroir par exemple peut ramener les accès tout aussi bien que la vue de l'eau. Mais l'explication qu'on donne de ce phénomène, dû tout simplement à une hyperesthésie visuelle, se ressent de l'embarras où se trouvaient les anciens d'en donner une théorie raisonnable. Ils croyaient que le malade voyait dans le miroir ou dans l'eau, l'image du chien, qui les avait mordu, ou bien encore qu'ils s'irritaient de ce que leur propre visage était devenu méconnaissable. Comme traitement prophylactique, on conseille le débridement, l'application de ventouses, la cautérisation au thermocautère et surtout la suppuration prolongée pendant quarante jours au moins. Toute une série de moyens sont indiqués pour obtenir ce résultat. Comme dans les écrits précédents on fait le

plus grand cas de la thériaque aux vipères et de la thériaque aux crabes. On devait ajouter à ce dernier remède, quelques idées cabalistiques, car on recommande
expressément de le préparer seulement au mois d'août,
au XVIIIᵉ jour lunaire. On y parle aussi d'un remède sur
lequel Pline a beaucoup insisté, c'est-à-dire sur le foie
du chien enragé, qu'on fait cuire dans de l'huile et qu'on
donne à manger au malade : Ce serait là un assez bon
moyen, parce qu'il excite la soif et pousse l'hydrophobe
à boire. Le sang du petit poisson, appelé hypocampe,
réveillerait aussi chez l'homme enragé l'amour de l'eau.
Les écrivains cités par Aétius, ne reculent pas même
devant les drogues dégoûtantes, dont Cœlius Aurélianus avait fait si bonne justice dans son traité de médecine. Ils recommandent d'éventrer un petit chat encore à la mamelle, de lui fendre les intestins et d'en
avaler le contenu, mélangé avec du miel.

On prendra aussi avec avantage, les poils d'ours,
de phoque et de hyène calcinés. L'herbe, leucanthé-
mum, le caméléon, le bitume de Judée combattent
également l'hydrophobie. Enfin, c'est pour la première
fois qu'on trouve signalé un moyen grotesque, de savoir si la morsure est bien celle d'un chien enragé. On
mettra des noix écrasées sur la plaie, on les enlèvera
le lendemain et on les donnera à des poules, si celles-
ci n'en meurent pas, il n'y a rien à craindre et l'on peut
laisser cicatriser la morsure. Cette manière extraordinaire de résoudre la question fut acceptée sans débat
et sans restriction, par les écrivains postérieurs, par
Paul d'Egine, Actuarius, Rhases, Serapion, Avicenne,

Albucasis et en plein xviiie siècle, Jean-Louis Petit fit sur un procédé analogue, une communication à l'Académie des sciences.

En définitive, à côté d'excellentes choses, d'une remarquable description de la rage canine, de l'indication formelle de brûler la plaie au fer rouge, on trouve bien des superstitions et bien des pratiques inutiles.

Nous avons cru devoir placer dans le chapitre consacré à la période græco-romaine ce que nous disons du paragraphe où Paul d'Egine a décrit la rage. Cet auteur appartient chronologiquement peut-être à l'époque byzantine, mais par ses idées, sa façon de s'exprimer et le contexte de ses écrits, c'est bien un contemporain d'Oribase et d'Aétius qu'il met très souvent au pillage. On remarque dans sa description de la rage son esprit méthodique, sa lucidité habituelle et son grand sens clinique. Comme Dioscoride, Paul d'Egine fait ressortir la fréquence du mal ; ce qui est d'autant plus fâcheux dit-il, que les chiens sont fort nombreux et ont avec l'homme des rapports de tous les instants.

Quelques mots sont ensuite consacrés à la rage canine dont Paul d'Egine attribue la production, ainsi que ses prédécesseurs, à l'intensité des chaleurs de l'été. Cependant il rappelle que Lycus admet que cette affection se retrouve fréquemment en hiver, preuve que les anciens n'étaient pas aussi dupes qu'on le croirait de l'influence de la canicule et que s'ils avaient adopté la théorie climatérique et saisonnière, ils n'en méconnaissaient pas les faits contradictoires. S'ils l'avaient conservé, c'est peut-être parce qu'ils ne savaient pas par quoi la remplacer. Comme les médecins précédents, Paul d'Egine croit que l'hydrophobie existe aussi chez le chien, ce qui était une erreur, mais il était dans le vrai, quand il assure qu'il a perdu l'appétit dès qu'il est devenu enragé. Il est haletant, dit-il, ses oreilles et sa queue sont basses; de sa gueule s'écoule une bave spumeuse. Il semble délirer de telle sorte qu'il ne reconnait plus les personnages de son entourage, assertion qui n'est vraie qu'à une période assez avancée de l'affection, ainsi que la tendance à mordre tout ce qu'ils rencontrent et alors, en effet, ils attaquent sans aboyer n'importe quel être vivant, bête ou homme.

Au début de la morsure, il n'y aurait rien de spécial, mais après une incubation qui est de quarante jours, le plus souvent, il survient de l'hydrophobie qui est le signe capital, avec rougeur généralisée sur tout le corps, sueur, convulsions, anxiété et altération marquée du faciès. Chez quelques malades, l'aversion pour l'eau s'étend aussi aux autres liquides. Paul d'Egine se fait l'écho d'une idée qui voulait que la morsure eût donné au malade non seulement la rage, mais encore quelque sorte de canin : Certains, dit-il, aboient comme un chien et mordent comme lui et par là ils transmettent la maladie dont ils sont frappés. Nous avons vu plus haut que Cœlius admettait que la ressemblance allait encore plus loin et que le patient prenait l'attitude caractéristique du chien. L'hydrophobie est

expliquée par une sécheresse désordonnée de l'économie et une altération morbide des différents fluides
de l'organisme ; mais Paul d'Egine rappelle que, suivant Rufus, ce serait là un produit de la mélancolie
dont seraient atteints les hydrophobes. Cela s'accorde
assez bien, dit-il, avec ce que racontent certains malades qui affirment qu'ils voient dans l'eau l'image du
chien qui les a mordus.

Le pronostic est tout à fait mauvais, quand la rage
est déclarée. Paul d'Egine partage absolument sur
ce point les idées d'Apollonius. « Parmi tous ceux, dit-
il, qui ont été frappés de cette affection, nous n'en connaissons aucun qui ait guéri, sauf deux ou trois cas
où il ne s'agissait pas du reste de morsures de chiens
enragés, mais de morsures d'homme devenus hydrophobes qui leur avaient communiqué ainsi leur mal. »
Aussi n'insiste-t-il que sur le traitement prophylactique qui est un exposé très net et très complet de ce
qui avait été dit sur ce sujet dans les différents traités
de médecine de la période græco-romaine. Nous y
reviendrons plus loin.

En étudiant ainsi une à une les différentes descriptions
sur la rage que nous ont laissées les médecins de la
période græco-romaine, nous avons pu rendre justice
à chacun et tout en observant l'ordre chronologique,
décrire avec détails les progrès successivement accomplis. Le procédé suivi nous a donc offert des avan-
tages précieux ; mais il risquait d'aboutir à un exposé

diffus et en quelque sorte fragmentaire si nous ne l'avions pas complété et amélioré pour ainsi dire en terminant par une étude d'ensemble. Nous emprunterons nos matériaux non seulement aux écrivains précédemment cités, mais encore à P ine l'Ancien, un très bon guide pour tout ce qui concerne la médecine populaire de cette époque. Et d'abord quelle était la fréquence de la rage pendant l'antiquité ? Sans pouvoir répondre d'une façon précise, il nous est permis d'affirmer cependant qu'elle était loin d'être rare. Les poètes et les prosateurs y faisaient souvent allusion. Ovide dit que la médecine est impuissante contre la goutte et la rage.

> Tollere nodosam nescit medicina podagram
> Nec tormidatis auxiliatur aquis.

Nous pourrions encore citer certains vers tout aussi caractéristiques de Virgile ou de Juvénal, mais nous aimons mieux renvoyer à ce passage de Columelle. « On coupera la queue des petits chiens quarante jours après leur naissance, de la manière suivante : on prend avec les dents le nerf qui traverse la jointure de l'épine du dos et qui s'étend jusqu'à l'extrémité de la queue et après l'avoir un peu tiré à soi on le rompt. Moyennant cette opération, la queue ne prend jamais une extension désagréable et *même, si l'on en croit un grand nombre de pâtres, on préserve par là le chien de la rage* qui est une maladie mortelle à cette espèce de bête. » En outre d'une mesure prophylactique qui rappelle la sottise de certaines gens qui font couper la queue et les oreilles à leur favori pour le préserver de la maladie des chiens, ce passage a pour nous l'avantage précieux de montrer que la rage canine était bien connue des bergers de l'Italie dès cette époque reculée. Cœlius nous a appris que la Carie et l'ile de Crète étaient fréquemment désolées par cette affection, les chiens enragés jouant dans ces pays le rôle que remplissaient les serpents dans d'autres contrées.

Elien nous dit dans son histoire naturelle que les chiens enragés que l'on rencontrait fréquemment dans cette ile avaient le jugement si troublé par l'intensité du mal, qu'ils se laissaient choir du haut des côtes escarpées du littoral dans la mer. Scribonius Largus affirme que la rage exerçait de fréquents ravages en Sicile. Un passage de Pline, que nous rapportons plus loin à propos de l'emploi du cynorhodon comme antirabique, nous prouve que l'affection n'était point inconnue en Espagne. On peut donc affirmer sans crainte que cette maladie régnait dès la période græco-romaine dans la plupart des régions qui composaient alors le monde civilisé. Mais à s'en rapporter aux affirmations de Dioscoride, de Rufus, de Paul d'Egine on croirait volontiers que la rage était surtout fréquente dans les climats extrêmes, c'est-à-dire dans les pays où si l'été est chaud, l'hiver par contre se fait remarquer par le froid qu'il détermine : Ceci ne peut guère s'appliquer qu'aux contrées situées au nord du bassin de la Méditerranée.

Dioscoride et Paul d'Egine font remarquer que la rage est d'autant plus dangereuse qu'elle est *fréquente* chez les chiens et que ceux-ci sont des animaux domes-

tiques. Ainsi que de nos jours ils mordaient non seulement l'homme, mais encore les animaux, de là les
cas de rage remarqués chez les chats, les chevaux,
les ânes, les chameaux et la contagion n'était pas
toujours facile à déceler à cause de la longue durée
d'incubation et de l'insignifiance que peuvent avoir
les blessures. Nous avons vu que des auteurs tels que
Cœlius Aurelianus ont soutenu que la rage pouvait se
développer en dehors du chien dans d'autres orga-
nismes. L'erreur était d'autant plus facile qu'on confon-
dait avec la rage des affections qui n'en étaient point ;
pour Galien, cette affection est au contraire une maladie canine par excellence mais qui peut se transmettre
par morsure aux autres quadrupède ainsi qu'à l'homme.
Les médecins dogmatiques expliquaient cette prédi-
lection de la rage de cet animal, par le tempérament
sec et mélancolique du chien, s'appuyant peut-être sur
l'absence de sueur, la sécheresse de ses selles et surtout la facilité avec laquelle il halette et tire la langue
au dehors pour diminuer sa température, privé qu'il
est des sécrétions cutanées, qui, chez l'homme, jouent
le même rôle. Or, on admettait que les chaleurs brûlantes de l'été exagérant encore cette sécheresse dans son
organisme, surchauffait la bile qui se répandait dans
l'économie et infectait le corps tout entier. Quelques
médecins, tels que Rufus, faisaient même de la rage
une sorte de mélancolie d'une forme particulière.
Mais tous les anciens étaient moins dupes qu'on le
pense de ces explications qui masquaient mal l'igno-
rance où l'on était de la cause véritable de la rage

et beaucoup disaient franchement que l'étiologie de la rage était inintelligible et inexplicable. Les méthodistes avaient rangé le mal rabique parmi les affections engendrées par un resserrement extrême des pores de l'organisme. Les pneumatistes invoquaient une altération de l'esprit vital. Enfin certains auteurs ne pouvant croire que le corps désirait ou redoutait quelque chose, faisaient de la rage une maladie de l'âme, opinion que Cœlius avait tâché de refuter en montrant que cette affection présentait des symptômes d'origine nettement matériels, et il expliquait le désordre intellectuel par des troubles sympathiques.

. La transmission par morsure était le mécanisme le plus souvent invoqué. Mais à côté de ce mode habituel d'introduction, on affirmait d'autres mécanismes plus rares, tels que le simple contact (Galien) et la respiration d'un air vicié s'exhalant de la gueule d'un animal contaminé (Arétée). On admettait couramment que l'homme enragé cherche à mordre et qu'il peut transmettre ainsi le mal dont il est atteint. La nosologie était assez avancée vers la fin de la période græco-romaine, c'est-à-dire au 1er et au 11e siècle de notre ère pour qu'on cherchât à localiser les troubles morbides dont peut être atteint l'organisme. Un très grand médecin de cette époque, Archigène, avait composé un traité important sur la topographie exacte des maladies. Il ne nous est pas plus parvenu que le reste de ses œuvres, mais Galien l'a mentionné à plusieurs reprises et avoue qu'il en a tiré un grand parti dans son ouvrage sur les lieux affectés.

Cette tendance s'était déjà fait jour dans l'école d'Alexandrie et remontait probablement plus loin encore, car Démocrite n'avait-il pas appelé la rage un incendie des nerfs? En laissant de côté l'hypothèse animiste nous retrouvons cinq théories principales :

1° La nerveuse soutenue par Démocrite, Gaïus, disciple d'Hérophile, Asclépiade et ses principaux élèves ;

2° La théorie angineuse, plaçant le siège principal du mal dans l'œsophage et le cardia, qu'avait émise Artémidore, disciple d'Erasistrate, et qu'adopta plus tard Artorius de la secte d'Asclépiade ;

3° La théorie diaphragmétique qu'avaient adopté quelques élèves d'Asclépiade, se fondant sur les douleurs précordiales et thoraciques ainsi que sur les troubles dyspnéiques ;

4° La théorie mixte admettant que l'œsophage, le diaphragme et le cerveau étaient malades en même temps. Soranus partageait aussi ce sentiment éclectique mis en honneur par Magnus, mais il croyait que l'œsophage était cependant le plus frappé ;

5° Enfin, quelques-uns s'étaient imaginés à ce que nous apprend Pline, que la rage était due à la présence de petits vers sous la langue. C'est la première trace que l'on puisse trouver d'une conception parasitaire de cette affection. Comme on le voit, elle était encore bien chimérique.

Dioscoride, Paul d'Egine, mais surtout Rufus sont les auteurs qu'il faut consulter à propos de la rage canine. Les autres écrivains n'en parlent pas ou n'en disent que quelques mots. Il résulte du passage de Dioscoride, mais surtout de celui de Rufus (1), que le chien perd l'appétit, délire, ne reconnaît plus son maître, que son attitude est caractéristique. En effet, ses oreilles et sa queue sont basses, il semble marcher avec plus de lenteur et de difficulté que d'habitude, et quand il se hâte, sa course est irrégulière; on dirait qu'il titube. Il se précipite sur les bêtes et sur les gens pour les mordre, et sans aboyer. Un grand nombre de ces phénomènes sont vrais et bien observés, mais on peut reprocher aux anciens d'avoir admis que les chiens étaient hydrophobes, à l'exception d'Aetius qui dit que ce n'est pas un phénomène constant. C'est là une erreur qui ne sera détruite qu'au xix⁰ siècle. La gravité de la rage pour l'espèce canine était connue, puisque Columelle dit qu'elle est presque toujours mortelle.

La durée d'incubation de la rage chez l'homme ainsi que les nombreuses variétés qu'elle présente ont été bien étudiées par les anciens, qui lui assignaient quarante jours en moyenne, mais savaient qu'elle pouvait être plus courte, et aussi beaucoup plus longue puisque les accidents, disent-ils, peuvent ne survenir qu'au bout de plusieurs mois, d'un trimestre, d'un semestre, ou même d'une année. Ils semblent avoir essayé d'expliquer ces irrégularités par l'idiosyncrasie des sujets qui les rend plus ou moins favorables au

---

(1) Voir le *Tetrabiblion* d'Aetius, partie thérapeutique.

développement de la rage. Ainsi, suivant Rufus, Paul d'Egine, un sujet plein d'humeurs vicieuses doit beaucoup redouter l'éclosion du mal. Cœlius Aurélianus est l'auteur qu'il faut surtout consulter pour tout ce qui concerne le côté *symptomatique* de la question. Il décrit fort longuement les prodromes, c'est-à-dire les phénomènes de début de la rage déclarée. C'est ainsi qu'il insiste sur le caractère triste et mélancolique du malheureux qu'un sort horrible attend et qui n'est point dû seulement à l'appréhension puisqu'on voit survenir ce symptôme chez des malades qui ne se doutent point du tout de ce qui va leur arriver. Le malade, dit Cœlius est en même temps plus irascible, son sommeil est entrecoupé ou même supprimé, il perd l'appétit, il commence à ressentir de la gêne dans l'œsophage, de la raideur dans les membres, de l'oppression. Quand la maladie s'est franchement déclarée, il y a de l'hydrophobie, phénomène d'une importance capitale pour les anciens et qui à lui seul décelait l'existence de la rage. On expliquait l'aversion pour l'eau, tantôt par des phénomènes angineux tels que sécheresses, resserrement de l'œsophage, tantôt par des idées délirantes, tantôt enfin par des hallucinations terrifiantes de la vue, le malade croyant voir dans l'eau le chien qui l'avait mordu ! le pouls est fréquent, dense, le visage congestionné, les yeux injectés, le corps couvert de sueurs. Les accès se produisent principalement à la vue de l'eau ou d'un objet brillant tel qu'un miroir.

Tous les auteurs de la période græco-romaine insistent sur l'extrême rapidité de la marche, sauf Démétrius d'Apamée qui s'était mépris sur une dysphagie persistante ainsi que nous l'avons dit plus haut.

Le pronostic était regardé comme tellement fatal quand les accidents se sont déclarés, qu'Apollonius déclarait que la mort était inévitable. Paul d'Egine déclare n'avoir vu aucun malade se tirer d'affaire sauf dans un ou deux cas, et encore il s'agissait de sujets mordus non pas par des chiens mais par des individus enragés. A cette période de la rage, la plupart des médecins avouent leur impuissance, et le public savait parfaitement à quoi s'en tenir là-dessus comme sur la goutte si nous en croyons les deux vers d'Ovide.

Le diagnostic n'a été abordé que par Cœlius, qui cite la manie, la mélancolie et la phrénésie. Il sépare, comme on l'a vu déjà la rage, de la manie et de la mélancolie par la rapidité de l'évolution, et de la phrénésie par l'absence de fièvre.

Certes les remèdes ne manquaient point contre la rage, et jamais il n'a mieux été prouvé combien la richesse apparente de la thérapeutique cache souvent une pauvreté trop réelle. Du reste l'époque est très superstitieuse et les préparations magiques jouissent encore du plus grand crédit près des gens du monde. Les matrones, les vieux pâtres ont des secrets pour guérir la rage aussi bien que les autres maladies. Ne connaissent-ils pas en effet, tout comme de nos jours, ces simples souverains cueillis en quelque coin retiré, près d'une mare déserte, dans une forêt

sombre ou mieux encore sur quelque montagne soli-
taire consacrée à ces dieux rustiques que n'avaient pu
entièrement déraciner les grandes divinités de l'Olympe.
Ces plantes précieuses il fallait les arracher à des
époques précises de l'année, le plus souvent au moment
où les chiens aboient à l'astre pâle des nuits, et observer
un cérémonial rigoureusement fixé d'avance.

Voici par exemple comment il convenait de s'em-
parer de l'hellébore : « On trace, dit Pline, autour de
la plante un cercle avec une épée, ensuite celui qui
doit la couper se tourne vers l'Orient, et il demande
aux dieux de lui permettre de faire cette opération. Il
observe s'il ne vole point d'aigles ; il en paraît presque
toujours lorsqu'on récolte cette plante, et si l'aigle
vole près de celui qui fait la cueillette, c'est un présage
qu'il mourra dans l'année. »

Les idées populaires sur la prophylaxie de la rage
étaient fort étranges. Il y avait d'abord la manière de
préserver les chiens de la maladie. Nous avons signalé
plus haut la pratique recommandée par Collumelle,
Pline l'Ancien donne une autre recette : « On prévient
cette affection chez les chiens, en mêlant, pendant les
trente jours de la canicule, de la fiente de poules à leurs
aliments. » Le précepte vaut presque le conseil de
Caton l'Ancien qui recommande de montrer un canard
aux bestiaux pris de flux de ventre. Mais supposons
qu'un homme soit devenu manifestement enragé, on
n'était point embarrassé pour si peu, et Pline nous
offre une série de drogues d'un choix tout aussi heureux
que les précédentes recettes. Dans la morsure du chien

enragé (1) on préserve de l'hydrophobie en appliquant sur la plaie la cendre d'une tête de chien. Toutes ces cendres, je le dis une fois pour toutes, se préparent de la même manière. On place la substance dans un pot de terre neuf, on lute avec de l'argile et on met au four. Cette cendre de tête de chien est bonne aussi en breuvage. Quelques-uns font manger la tête, même d'autres attachent au blessé un ver pris d'un cadavre de chien, ou mettent du sang menstruel d'une chienne dans un linge sur le gobelet du malade, ou introduisent dans la plaie de la cendre des poils de la queue d'un chien. Les chiens fuient un individu portant sur soi le cœur d'un chien. Ils n'aboient pas si l'on porte dans son soulier sur le gros orteil la langue d'un chien enragé ou la queue d'une belette qu'on a laissée aller après l'opération. Il y a sous la langue d'un chien enragé une salive bourbeuse qui, donnée en boisson prévient l'hydrophobie; mais ce qui est bien plus utile, c'est le foie d'un chien enragé qui a mordu, mangé cru s'il est possible; sinon cuit d'une façon quelconque ou bien encore du bouillon préparé avec la chair de ce chien. Les chiens ont à la langue un petit ver appelé par les Grecs lissa (rage), quand on l'ôte aux jeunes chiens ils ne deviennent point enragés et ne perdent jamais l'appétit. Le même ver porté trois fois autour du feu, se donne aux individus mordus par un chien enragé, pour prévenir la rage on la prévient encore avec la cervelle du coq.

---

(1) *Histoire naturelle*, livre **XXIX**, § **XXXII**.

T.

Mais cette substance prise à l'intérieur ne garantit que pour l'année courante. On dit que la crête de coq broyée ou la graisse d'oie avec du miel est un topique efficace. On sale la chair des chiens enragés et on la fait manger contre la rage. Bien plus, on noie immédiatement dans l'eau des petits chiens du sexe de l'animal qui a mordu et l'on en fait manger par l'individu mordu le foie cru. La fiente du coq, pourvu qu'elle soit rousse, est utile ; on l'applique avec du vinaigre, ainsi que la cendre de queue de musaraigne, pourvu qu'on laisse aller vivant l'animal mutilé. Un morceau de nid d'hirondelles appliqué avec du vinaigre, des petits d'hirondelles incinérés, la vieille peau dont un serpent s'est dépouillé au printemps broyée avec une écrevisse mâle dans du vin, cette peau seule mise dans les coffres et dans les armoires tue les vers. Telle est la force de la rage qu'on ne marche point impunément sur l'urine d'un chien enragé surtout si l'on a quelque ulcère. Le remède est alors d'appliquer du crotin de cheval humecté de vinaigre et chauffé dans une figue ; on s'étonnera moins de ces effets violents si on songe qu'une pierre mordue par un chien est passée en proverbe pour exprimer les querelles. » La gentiane, la sauge, le romarin, le thym, l'absinthe, l'armoise, l'aloès, l'oignon, le poireau, etc., en décode, en pilule ou bien mélangées simplement avec du miel après macération étaient des remèdes moins dégoûtants quoique tout aussi inefficaces. L'ail surtout jouissait d'une réputation dont il reste quelque trace encore aujourd'hui,

« Il guérit, dit Pline, les morsures des chiens enra-

gés quand on l'applique avec du miel sur les plaies. »
Celse, Scribonius Largus, Cœlius Aurélianus, Oribase
en recommandent l'emploi ainsi que Dioscoride, Paul
d'Egine le conseille à l'intérieur et aussi sous la forme
de cataplasme appliqué sur l'endroit malade.

Le cynorhodon fut très employé à Rome au premier
siècle de notre ère à la suite de l'histoire suivante que
nous raconte Pline : « Jusqu'à nos jours, dit-il, la morsure d'un chien enragé qui cause la crainte de l'eau et
l'aversion pour toute boisson était incurable. Récemm-
ment la mère d'un garde prétorien reçut en songe l'avis
d'envoyer à son fils la racine du rosier sauvage appelé cynorhodon, dont la vue l'avait frappée également
la veille dans un taillis et de lui en faire boire le suc.
Ceci se passait dans la Lacetanie, partie de l'Espagne
la plus proche de nous, le hasard fit que le soldat
mordu par un chien enragé reçut la lettre de sa mère
où elle le priait de suivre cet avis divin alors qu'il
commençait à éprouver de l'horreur pour l'eau. Il
obéit et fut sauvé contre toute espérance, ainsi que
l'ont été depuis tous ceux qui ont essayé du même
remède. » Ceci est un exemple typique de l'influence des
songes sur la thérapeutique de l'antiquité. Le caprice
des malades, le hasard, les idées cabalistiques, l'inspiration du moment, un grossier empirisme, l'analogie, tels étaient les guides de la thérapeutique populaire et, bien souvent, il faut l'avouer, du médecin
lui-même. Cependant les grands praticiens de l'antiquité avaient institué un traitement qui, tout inefficace
qu'il était, était basé sur des raisons assez valables.

Tout d'abord ils s'efforçaient d'attirer le venin en dehors, en faisant disparaître les clapiers de la plaie au moyen de l'incision, puis on appliquait sur la région atteinte des ventouses, ou même on recourait à la succion fort en honneur contre toutes les morsures venimeuses. Pour mieux dégorger et entraîner le poison avec le sang, de nombreuses scarifications étaient pratiquées sur le siège du mal. Ce n'était point tout : la plupart des grands médecins de l'antiquité, Celse, Rufus, Oribase, Paul d'Egine recommandent de brûler la morsure au fer rouge après l'application des ventouses, ou si la disposition anatomique des parties ne le permet pas, on recourra à des escharotiques puissants. Il faudra en agir ainsi non seulement pour les fortes, mais encore pour les plus petites plaies. « On doit le traiter ainsi, dit Rufus, même quand la morsure serait très légère et très superficielle, parce que toute morsure qui a été ainsi négligée devient plus tard dangereuse. » Comme caustique on recourait au vitriol vert, à la chaux, à la soude, à la rue, à la cendre de rejets de vigne vierge, à la scille, à l'ail, à l'oignon et aussi à l'oseille cuite. « J'ai vu un vieillard qui s'est servi, pour guérir les enragés, de ces seules applications locales d'oseille avec laquelle il approfondissait la blessure, il la donnait aussi en décode à l'intérieur. » Galien se servait de l'emplâtre suivant :

Poix brute.............. 2 livres.

Opopanax............. 1 quadrant.

Vinaigre............. 2 hémines.

On faisait macérer l'opopanax dans le vinaigre, puis

on ajoutait peu à peu la poix et le reste du vinaigre,
on cuisait le tout jusqu'à ce que tout le vinaigre se fût
évaporé.

Voici une autre drogue empruntée à Aétius :

Sel fossile......... VIII drachmes.
Chalcilides......... XVI drachmes.
Scille.............. XVI drachmes.
Rue verte.......... IX drachmes.
Œruginis rosœ.... IV drachmes.
Semences de marube VI drachmes.

On peut, dit-il, ajouter de la cendre de figues bru-
lées dans un vase d'airain.

L'emplâtre suivant combattait à la fois et provoquait
le sommeil.

Sagapanum............... II drachmes.
Opium thériaque......... II drachmes.
Safran.................. 1/2 scrupule.
Byaum................... XI scrupules 1/2.
Noix fraiches décortiquées. XVI scrupules.

Ajouter 1 drachme d'eau de pluie et donner la nuit
lorsque l'agitation se sera abattue.

La thériaque aux vipères jouissait d'une grande
réputation, mais celle-ci était loin cependant d'égaler
celle de la thériaque aux écrevisses dont les médecins
de l'antiquité ont tous fait un très grand éloge. Voilà
comment elle se fabriquait :

Mettez, dit Oribase (Contre la morsure des chiens
enragés, Oribase, emporistes III, § 72, IV vol. trad.
Daremberg et Bussenaker, p. 682) des crabes vivants

dans un plat de cuivre et laissez-les brûler jusqu'à ce qu'ils se soient réduits à une cendre parfaitement uniforme, mais cette opération doit se faire après le lever du chien lors du passage du soleil. Préparez le médicament de la manière suivante : pour 10 parties de crabes mettez 5 parties de gentiane et une d'encens ; jetez-en une grande cuillerée dans de l'eau et faites boire chaque jour pendant 40 jours à ceux qui ont été mordus par un chien enragé, mais s'il s'est écoulé quelques jours depuis la morsure quand vous entreprendrez le traitement donnez deux cuillerées. Appliquez sur la blessure elle-même le médicament où il entre une livre de poix de Brutium, un setier italien de vinaigre très fort et trois onces d'opopanax. En usant de ce médicament on guérira toujours ceux qui ont été mordus d'un chien enragé. La calamenthe sèche est bonne aussi contre la morsure des animaux venimeux, car cette plante attire facilement à elle toute l'humidité répandue dans les diverses parties du corps. Le cestrum si on en saupoudre les plaies ou si on l'étend sur un linge, guérit également les morsures des venimeux. La graisse de rue sauvage, la présure de levrault, le suc de la racine de bette sont aussi employés avec du vin.

Lorsque la plaie n'avait pu être cautérisée à temps, on recourait aux sudorifiques et aux diurétiques pour faire éliminer le poison soit par les sueurs, soit par l'urine. On se servait aussi des purgatifs et parmi ceux-ci, l'hellébore était celui qui passait pour le plus efficace. On le regardait, en effet, comme souverain dans tous les dérangements d'esprit, mais comme d'un emploi dangereux s'il n'était manié avec beaucoup de prudence. « Cette plante croît partout, dit Pline, mais elle est meilleure sur l'Hélicon, montagne renommée encore pour d'autres plantes. L'hellébore blanc du mont Œta est au premier rang, au second celui du Pont, au troisième celui d'Ebé. Les anciens choisissaient la racine dont l'écorce était la plus charnue, afin d'en tirer une substance plus délicate. Ils la couvraient d'éponges humides, gonflée, ils l'effilaient à l'aide d'une aiguille. Enfin, ils faisaient sécher à l'ombre ces filaments pour s'en servir au besoin. Aujourd'hui, on donne immédiatement le chevelu de la racine dont l'écorce est la plus épaisse. »

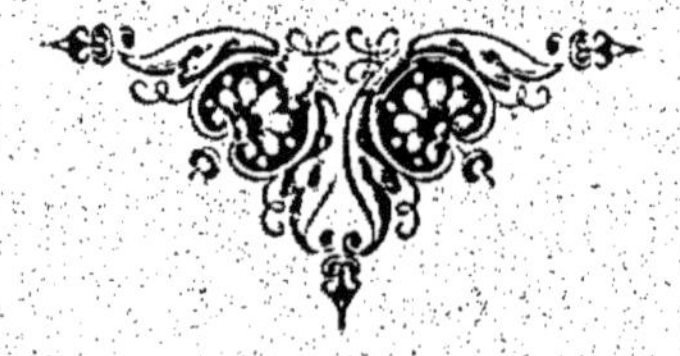

CHAPITRE II

MOYEN-AGE

Byzantins. — Arabes. — Sérapion, Rhazes, Avicennes, Albucasis, — Importance considérable des Arabes au point de vue de la description symptomatique. — Origine pythogénique de la rage. Traitement dirigés contre cette maladie.

Salernitains. — Gariopontus. — Constantin l'africain. — Jean de Gaddesden. · Gordon, — Bertrucius, — Guy de Chuliac. — Valescus de Tarenta. — Mathieu de Gradibus.

BYZANTINS

A partir du viie siècle, la médecine des Byzantins qui avait brillé d'un certain éclat jusqu'alors, grâce surtout à Paul d'Egine, tombe en pleine décadence et les renseignements qu'elle nous fournit sur la rage se réduisent pour ainsi dire à rien. Il est surprenant de voir qu'un empire où la civilisation antique semblait avoir trouvé son dernier refuge, et où les livres ne manquaient point, ait si peu produit sur le sujet qui nous occupe. Mais l'art médical était frappé par les mêmes causes qui stérilisaient les autres branches de la science, les beaux-arts et toute la littérature. Un despotisme trop lourd et englobant tous les actes de la vie dans un formalisme ridicule, la mollesse des esprits, leur manque d'indépendance, leur fanatisme religieux avaient tari pour toujours les sources de la vie intellectuelle dans ce vieil empire qui s'épuisait en luttes politiques et religieuses et en efforts impuissants contre les nations voisines. La compilation de Psellus, le plus souvent copiée ou résumée sur Oribase et surtout Aétius, ne nous offre rien d'intéressant sur le mal rabique. Cependant la rage existait toujours en Grèce et en Asie Mineure et les auteurs de cette époque étaient bien forcés de lui consacrer quelques lignes empruntées du reste aux écrivains de l'antiquité.

Au xiii° siècle, *Actuarius*, un des médecins byzantins les plus distingués, parlant de cette maladie, rappelle, comme le voulaient les dogmatiques, que la rage est engendrée par une intempérie chaude déterminée par un échauffement de la bile. Plus loin, au VI° livre de sa méthode thérapeutique, il recommande l'emplâtre blanc d'iera pendant la période d'incubation et l'administration d'une dose de la valeur d'une amande de catapotum quand les accidents sont déclarés. C'est là

T.   8 où se bornent les renseignements qu'il fournit sur le mal rabique.

ARABES

Avec Actuarius et les autres médecins de Byzance, la décrépitude de la médecine grecque est irrémédiable, et c'est vers d'autres pays, vers des hommes parlant, un tout autre langage qu'il faut nous tourner. Pendant un siècle, les Arabes fanatisés par la voix de Mahomet et des premiers califes, se sont livrés presque exclusivement à la guerre et à la conversion en masse par le sabre des populations conquises, mais après la conquête, après la période héroique, peu à peu sont venus les arts de la paix, et ceux-ci prirent un développement prodigieux à la cour des Abassides, les successeurs des Omniades dans la nouvelle capitale de l'islamisme, la superbe Bagdad. A la cour des califes sont accourus, une foule de savants, venu des points les plus divers de la Perse, de l'Inde, mais surtout de la Syrie. Parmi ceux-ci, les médecins Nestoriens exercèrent une grande influence et semblent avoir joué le rôle d'initiateurs. Ils traduisirent du grec en arabe, une foule de traités composés par les plus grands médecins de l'antiquité grœco-romaine et dont on trouvera la liste dans le remarquable ouvrage de M. le docteur Louis Leclerc (1). Si Galien semble avoir été l'objet principal de ces traductions, les autres écrivains ne furent point non plus oubliés et on alla jusqu'à translater les œuvres de Démocrite. Peu à peu, le bagage scientifique devenu ainsi accessible aux médecins musulmans s'accrut démesurément et il ne faut pas s'étonner après cela de l'érudition très vaste et très complète dont ils font preuve.

Mais nous tenons à le dire hautement, ici, on se tromperait si on les considérait seulement comme des pâles reflets de la science grecque. Ce jugement serait très injuste, notamment pour la rage. Nous avions résolu d'étudier de très près leurs principaux auteurs, c'est-à-dire Sérapion, Razes, Avicennes Albucasis, pour savoir si vraiment ces auteurs avaient vu des cas de rage authentiques dans cet Orient, où l'on a soutenu longtemps que cette affection était totalement inconnue. Or, il est impossible de s'y méprendre : Razes, Avicennes, Albucasis, ont vu des hommes enragés : ils le disent eux-mêmes et d'ailleurs cela se constate de soi-même, rien qu'en considérant les acquisitions nouvelles qu'ils ont fait faire à l'étude de la rage;

Non seulement ils connaissent admirablement les descriptions qu'ont données de cette terrible maladie, les médecins grecs, mais encore ils y ajoutent des détails nouveaux. Pour le prouver, nous allons, comme

---

(1) *La Médecine des Arabes.*

nous l'avons fait pour la période grœco-romaine, étudier successivement les quatre grands cliniciens dont nous venons de parler et dans une étude d'ensemble, nous résumerons leurs conquêtes.

Serapion, le premier en date des auteurs arabes que nous avons consultés, s'est étendu assez longuement sur la rage de l'homme et aussi sur celle du chien.

Comme les médecins grecs, il attribue le développement de l'affection aux chaleurs excessives de l'été, mais cette concession semble chez lui être de pure forme, car il rappelle que d'après Lycus, la rage se montrerait aussi pendant l'hiver. Voici les signes qui permettent de reconnaître si le chien est atteint de la maladie. L'animal en question, quand il devient enragé, perd l'appétit et bien qu'il ait soif, ne boit point. Serapion croit donc lui aussi que le chien est hydrophobe, mais si le facies du chien, son air inquiet, délirant, ses oreilles basses, sa queue tenue entre les jambes, sa bave spumeuse et abondante avaient déjà été décrits par Rufus, si comme cet écrivain Serapion reconnut que le chien ne reconnaît plus son maître, il a du moins attiré l'attention sur la *raucité* particulière de la voix. Le tableau de la rage humaine semble copié dans les écrits de Rufus, d'Oribase et de Paul d'Egine. L'hydrophobie est regardée comme le signe capital. Sérapion croit que l'homme enragé aboie comme un chien, et comme lui essaye de mordre, erreur que nous avons déjà signalée dans les écrits précédents. Il affirme que la maladie une fois déclarée, est toujours mortelle. « Je n'ai jamais vu échapper personne, dit-il, quand les accidents de la rage ont éclaté, mais il n'en est pas de même quand on traite la maladie avant l'apparition de ces symptômes ; *je sais, au contraire, que beaucoup n'ont pas eu la rage dans ces circonstances.* »

Avant d'entreprendre le traitement, il faut d'abord savoir si la morsure est bien celle d'un animal enragé.

L'incubation, de quarante jours en moyenne, peut être de six mois et plus. Les médecins déroutés par cette longue absence de symptômes permettent à la plaie de se refermer et provoquent ainsi l'arrivée du mal. Serapion conseille pour se tirer d'affaire de recourir au fameux moyen indiqué par Rufus et Paul d'Egine, c'est-à-dire la noix appliquée sur la plaie pendant un jour puis donnée à une poule. Si celle-ci meurt, c'est la rage. Comme topique local, cet auteur recommande la moutarde, l'ail, le nasturtium, le lazer, le serpolet, la rue, l'emplâtre de Galien (opium et opopanax). Comme simple à l'intérieur on recourra surtout au thym, à l'absinthe, au chameleon, etc. Mais on prescrira surtout la fameuse thériaque aux écrevisses, si le malade n'a jamais été traité auparavant, il faudra recourir à des doses massives. La thériaque aux vipères aidera beaucoup à parfaire le traitement. Si l'hydrophobie est absolue et que le malade ne veuille plus prendre aucun liquide, on recourra pour le faire boire à l'artifice suivant : On prendra du miel, on en fera des trochisques au milieu desquels on mettra un peu d'eau et on les fera avaler par le malade. On pourra aussi introduire le liquide au moyen d'un vase muni d'une canule très longue qui dépassera la racine de la langue. En définitive, si Sérapion ne s'est pas montré très original, il n'a par contre laissé perdre aucune des notions émises par les médecins grecs.

Rhazès est beaucoup plus original que Sérapion. Sa description de la rage du chien est peut-être la meilleure que nous ayons rencontrée jusqu'ici, et elle ne sera dépassée que par celle d'Avicenne.

Le mal, dit-il, que cause la morsure d'un chien enragé est si grand qu'il est nécessaire de montrer à quel signe on peut le reconnaître afin qu'on puisse le fuir ou même si c'est possible le tuer. Rhazès, lui aussi, se rattache à la théorie œstivale, mais il remarque comme Lycus, Sérapion et beaucoup des auteurs précédents que la rage peut survenir aussi pendant l'hiver. Voici les symptômes du mal quand il s'est déclaré : l'animal perd l'appétit et ne boit plus malgré qu'il ait soif et fuit même la vue de l'eau ; il laisse pendre sa langue au dehors, et de sa gueule béante s'écoule une salive spumeuse et abondante. Ses yeux sont injectés, sa tête basse et il porte sa queue entre les pattes de derrière. Sa démarche est celle d'un homme ivre et il s'élance sur tout ce qui se présente pour le mordre sans proférer d'aboiement, ou s'il aboie, sa voix est tout particulièrement rauque. Au début, la plaie ne présente rien de bien spécial. L'incubation est le plus souvent de quarante jours, parfois d'une semaine ou deux et quelquefois de plusieurs mois, d'un semestre ou même d'un an. L'hydrophobie est le phénomène principal. Non seulement le malade ne peut plus boire, mais la vue de l'eau le fait frémir et peut amener des accès convulsifs qui se terminent parfois par la mort. Le patient essaye de mordre ceux qui l'entoure et sa morsure peut entrainer les mêmes accidents que celle d'un chien enragé. Rhazès déclare qu'il a traité dans l'hôpital de Rechz un individu atteint de cette affection qui poussait de véritables hurlements. Un autre pris d'une soif inextinguible demandait qu'on lui apportât de l'eau, mais sitôt qu'il apercevait celle qu'on était allé lui chercher, il la rejetait avec dégoût disant qu'on y avait mélangé des ordures. Lorsqu'on lui demandait de nommer celles-ci, il répondait que c'étaient des intestins de petits chats ; la même scène se reproduisit plusieurs fois et le malade désespéré suppliait au nom de Dieu qu'on lui donnât de l'eau pure et bonne à boire.

Pour savoir si la morsure est bien celle d'un chien enragé, Rhazès conseille le moyen déjà indiqué par Rufus, Paul d'Egine et Sérapion, c'est-à-dire la noix appliquée sur la plaie puis donnée à une poule.

Le traitement indiqué par Rhazès est à peu près celui de Sérapion, c'est-à-dire qu'il s'éloigne peu de la médication conseillée par les médecins grecs. Rhazès met surtout à contribution Galien, Oribase et Paul d'Egine. Il prescrit l'application des ventouses, les scarifications, la cautérisation. Mais ces moyens ne sont utiles que pendant les trois premiers jours. On ne permettra pas à la plaie de se refermer, on l'agrandira au contraire à l'aide des onguents corrosifs, tels que l'onguent de Galien. On administrera des purgatifs comme dans la mélancolie. On donnera du vin et du lait. D'autres préceptes, tels que la chambre claire et chaude, les onctions huileuses semblent empruntées principalement aux méthodistes. Parmi les simples prescrits, l'ail et l'oignon tiennent le premier rang. Malgré les éloges que nous avons décernés à Sérapion et surtout à Rhazès, il est évident qu'Avicenne leur est bien supérieur. Non seulement sa description est beaucoup plus étendue, mais on y trouve bien des choses nouvelles et exactement observées; aussi allons-nous analyser avec beaucoup de soin le passage que l'auteur a consacré à la rage. Avicenne regarde cette maladie comme une modification de la complexion en une mélancolie très grave et vénéneuse, adoptant ainsi l'idée de Rufus tout en la complétant, puisqu'il y fait entrer la notion de transformation virulente. Les chaleurs de l'été, en desséchant l'économie, font que la rage est fréquente en *automne;* les froids de l'hiver, en coagulant le sang et en favorisant par cela même la production de la bile sont cause que l'affection est fréquente aussi au printemps. Si l'explication est chimérique, il n'en est pas moins vrai qu'en Orient, le printemps et l'automne sont les saisons les plus favorables au développement de la rage et non l'été comme dans les régions tempérées. Mais ce ne sont point là tous les facteurs étiologiques : le chien, dit Avicenne, peut contracter la rage en mangeant des charognes dont la putréfaction est avancée, en buvant des eaux corrompues ; ce qui amènerait une transformation putride des humeurs et principalement de la bile.

C'est pour la première fois peut-être que la théorie *pythogène* a été invoquée pour la rage. Les auteurs arabes étaient beaucoup plus familiarisés avec les maladies infectieuses que les médecins grecs. Non seulement la peste était plus fréquente en Orient, mais on y rencontrait la rougeole et la variole dont Rhazès s'était fait l'historien. Le typhus ne devait pas y être rare si on s'en rapporte à ce qui se passe aujourd'hui. Cette notion de la putréfaction était, du reste, entrée déjà dans l'esprit humain comme agent pathogène depuis les temps hippocratiques, et on tendait de plus en plus à admettre que les corps en décomposition engendrent des poisons dont on ignorait la nature, mais dont on admettait volontiers l'extrême puissance. Cette théorie pythogène sera reprise pendant la renaissance et développée par Salius Diversus. Quoi qu'il en soit, quand le corps est atteint de rage, toute l'économie est altérée comme cela arrive dans la lèpre. Parmi les symptômes de la rage canine, Avicenne signale les yeux troubles, la recherche de la solitude, l'air égaré, les oreilles et la queue basses, la gueule béante et laissant couler au dehors une bave visqueuse, la langue pendante, l'aspect courbé, l'attitude penchée d'un côté. On dirait, dit-il, que le chien marche comme un ivrogne. Il ne reconnaît plus personne, pas même son maître. Il attaque tout ce qui se présente à lui, bêtes, gens et même les objets *inanimés*, tels qu'un arbre, un mur. Mais il n'aboie pas en attaquant, comme le font les chiens en bonne santé, ou bien s'il donne de la voix, celle-ci est altérée, rauque et fait fuir tous les chiens du voisinage.

T.

Parfois, il relève la queue, mais son allure est toujours vacillante, pénible. Il a un aspect sale. Si ses maîtres essayent de le rattraper, il les flatte et leur obéit, mais tâche néanmoins de s'enfuir. Tous ces symptômes sont pris sur le vif et bien supérieurs à ce que nous a dit Rufus si Aétius ne l'a pas misérablement tronqué, ce qui, du reste, est bien possible.

Quant aux animaux qui peuvent contracter la rage en outre du chien, Avicenne se contente de dire qu'on a rapporté que le renard et la martre pouvaient devenir enragés, et que certains ont soutenu qu'il en était de même pour les mulets ; ces animaux, en mordant leur maître, leur auraient communiqué la maladie. Voici comment la rage évoluerait chez l'homme : Après une période d'incubation de quarante jours en moyenne, parfois plus courte, parfois aussi beaucoup plus longue et qui, pour quelques auteurs, irait jusqu'à sept ans, il survient des prodromes, tels qu'idées noires, recherche de la solitude, irritabilité du caractère, perte de l'appétit, sommeil entrecoupé, troublé ou même supprimé ; l'esprit est occupé d'idées délirantes, le malade est offusqué par la lumière et aime les lieux sombres, sa face et son corps se couvrent d'une rougeur intense, sa voix devient rauque, puis survient l'aversion pour l'eau : Tantôt c'est de la terreur à la vue de ce liquide, tantôt seulement de la répulsion. Ils croient y voir l'image du chien qui les a mordus ou bien des ordures qu'on y a mélangées. Comme Cœlius, Avicenne signale l'excitation du système génital, c'est-à-dire l'érection de la verge avec pollution de la semence, saus qu'il y ait de désir, dit l'auteur arabe. A la fin surviennent des sueurs froides et des syncopes. Le malade n'aurait pas toujours de l'aversion pour l'eau, il peut même s'efforcer d'en boire, mais celle-ci l'étrangle au passage et il peut en mourir.

Certains malades aboient comme des chiens. Il y en a chez qui la voix se supprime entièrement comme chez les apoplectiques qui ne peuvent plus parler. Dans un accès de rage, ils peuvent mordre les personnes de leur entourage et leur communiquer la maladie dont ils sont affectés. Avicenne rappelle, d'après Rufus, l'effet nocif du miroir et donne la même explication du phénomène. Il a signalé aussi la polakiurie et la rétention d'urine. Celle-ci est ténue, claire, parfois noirâtre.

Le traitement indiqué par Avicenne est celui de ses prédécesseurs, mais l'auteur arabe, qui s'est beaucoup étendu sur la thérapeutique de la rage, indique quelques remèdes nouveaux, tels que les cantharides à l'intérieur sous la forme de trochisques, la myrrhe, etc.

Albucasis s'est manifestement inspiré de Rhazès et d'Avicenne, mais on trouve cependant dans le paragraphe qu'il a consacré à la rage, quelques particularités importantes : Ainsi pour lui, ce n'est plus l'été, ni même l'automne ou le printemps que règne surtout cette maladie, mais bien l'hiver. Il admet que l'affection est due surtout au tempérament sec et bilieux du chien, qui favorise la corruption des humeurs et amène la prédominance de l'atrabile. Le tableau qu'il a donné de la rage canine, ressemble beaucoup à la description d'Avicenne. Mais plus encore que cet auteur, il a insisté

sur la paresse des mouvements, l'aspect courbé la démarche titubante, l'inclinaison du corps sur un des
côtés. Il a fait remarquer aussi ce que n'avaient point
dit ses prédécesseurs, que le chien a peur de son ombre.
Il assure que ses congénères fuient en l'apercevant. Pour
savoir si la morsure est due véritablement à un chien
enragé, Albucasis recommande de se servir du procédé
absurde dont nous avons déjà parlé bien des fois, mais
il remplace la noix par un morceau de pain et la poule
par un chien en bonne santé. Si cet animal ne refuse
pas le pain qu'on a appliqué ainsi pendant un jour sur
la blessure, c'est que l'on n'a rien à craindre. Ce qu'il dit
de la rage humaine n'offre rien de bien nouveau, mais
cependant Albucasis insiste sur la diversité des phénomènes et leur caractère affreux : « *Post modum vero
occupabunt pessissia et diversissima omnia.* » L'esprit
est troublé, et l'auteur arabe insiste sur les hallucinations visuelles « *et vident mirabilia et terribilia.* » Il
croit qu'au fort du mal, le malheureux enragé se met
à aboyer comme un chien : sa voix prend une raucité
singulière. Il ne craindrait pas précisément l'eau comme
l'ont soutenu les anciens, mais la vue de l'eau
le fait tomber en convulsions, alors, il tombe et se
roule à terre. Les mouvements involontaires se produisent dans tout le corps, mais principalement dans
les parties qui avoisinent la tête. Le malade peut mourir au milieu d'un accès. Albucasis attribue l'hydrophobie
à une *sécheresse extrême du cerveau* et à l'envahisse-
ment de l'économie par la bile. La constitution du
corps devient ainsi tout à fait contraire à l'élément

humide. Certains auteurs racontent, dit-il, que le malade ne veut pas boire, parce qu'il voit dans l'eau l'image du chien qui l'a mordu. Un homme enragé qui a guéri, lui a raconté qu'il apercevait dans ce liquide des petits chats à la mamelle. Cet auteur, grand amateur du fer rouge en chirurgie, dont il a fait un emploi presqu'abusif, est partisan déterminé de la cautérisation, mais il veut qu'elle soit large et profonde et qu'elle dépasse largement le mal. Voici comment il s'exprime sur ce point : « *Cauterisandum est festinante locum morsus cumigne profunda et ampla cauterisatione ut devoret ignis multtum de loco.* » Dans les cas où la disposition anatomique, ne permet pas de se servir du fer rouge, on appliquera des ventouses, on scarifiera largement la région atteinte, pour en tirer le plus de sang qu'il sera possible. Au bout de quelques jours, il sera inutile de tourmenter le malade, si on n'a point fait de traitement local, on fera seulement suppurer la plaie. On donnera des diurétiques, des sudorifiques, des purgatifs, du vin pur, des bains chauds. Un remède auquel Albucasis semble ajouter confiance, c'est de fendre le ventre d'un jeune chat à la mamelle, d'ouvrir les intestins et d'en prendre le contenu pour le donner aux malades mélangé à du miel.

Même après le xie et le xiie siècle, période où la médecine Arabe a jeté son plus grand éclat, les praticiens musulmans ont continué à s'occuper de la rage et s'ils ont peu ajouté aux descriptions des grands maîtres, du moins, ils ont conservé leurs traditions et, pour le prouver, nous n'avons qu'à rapporter le passage suivant emprunté à Sidi Siouti, un écrivain arabe du xie siècle, né à Lycopolis dans la haute Égypte et sur lequel René Briau a attiré l'attention dans la *Gazette hebdomadaire de 1856*. On y admet que la rage est communiquée par le chien, le renard, la fouine, qu'elle vient de l'excès de mauvaise phlegme et de l'atrabile, remuées *à l'entrée de l'hiver par les temps humides et pluvieuses*.

« Le chien enragé change de couleur, sa langue pend, son col fléchit, il chancelle et ne sait plus où il est, et ne reconnait rien ; il se précipite sur les objets qui se présentent à lui et se jette dessus pour mordre. Il déchire avec ses dents et se griffes, l'homme ou l'animal à sa portée, lacère la peau et y inocule un venin qui produira la rage aux premiers temps froids, dans les quarante jours au plus tard. L'individu enragé a horreur de l'eau ; on le reconnaîtra donc infailliblement, en lui en présentant. » Ainsi, il est bien démontré que les médecins arabes connaissaient parfaitement la rage, non pas seulement parce qu'ils en avaient lu dans les auteurs grecs, mais encore par expérience personnelle, ainsi que cela résulte de la lecture de Sérapion, de Razès, d'Avicenne et d'Albucasis. Ces illustres médecins affirment avoir vu des hommes enragés et les renseignements nouveaux qu'ils nous fournissent sur la rage, prouvent même qu'ils avaient fort bien étudié cette maladie. Ainsi, ils avaient remarqué que l'hydrophobie en Orient est surtout fréquente au voisinage de l'hiver et non en été comme cela a lieu en Europe.

Ils se rattachaient à la théorie bilieuse, mais l'un deux, Avicenne exprime déjà la théorie pythogène, c'est-à-dire l'empoisonnement de l'organisme, par des matières animales corrompues et de là, à l'idée de fermentation, de maladie par putréfaction, il n'y avait qu'un pas difficile à franchir, il est vrai, puisqu'il n'a été accompli qu'au siècle actuel. La maladie est regardée comme assez fréquente, et si le polygénisme de Cœlius Aurélianus n'est pas admis, si on ne parle pas de rage spontanée chez l'homme, cependant on cite le renard, le chat et la martre comme pouvant contracter primitivement le germe de cette affection.

La rage chez le chien est très bien décrite par les auteurs arabes. Ils insistent avec juste raison sur la démarche titubante, la difficulté et la lenteur des mouvements, l'affaissement du train postérieur donnant au dos un aspect courbé, l'inclinaison sur un côté du corps quand l'animal se met à courir, son caractère inquiet, ses tendances à s'enfuir de la maison. Avicenne va jusqu'à dire qu'arrêté par son maître, il semble lui obéir et le caresser, mais qu'il tâche néanmoins de s'esquiver dès qu'il le peut. Cet écrivain soutient aussi, ce qui est vrai, qu'il s'attaque même aux objets inanimés à un arbre par exemple. Albucasis fait remarquer qu'il a peur de son ombre, ce qui est exact. Tous les médecins arabes que nous avons consultés font remarquer que le caractère de la voix a changé. Avicenne affirme que le chien, contrairement à ce qui a lieu à l'état normal, attaque sans aboyer. Nous n'avons guère qu'à faire deux reproches : l'hydrophobie, phénomène qui semble particulier à la rage humaine, est regardée à tort comme l'attribut de la rage canine. Enfin le délire du chien, sa méconnaissance de ses maîtres est exagérée : elle n'existe pas aux premières périodes du mal et ne constitue, en définitive, qu'un phénomène tardif. On pourrait trouver à reprendre aussi à l'exagération de l'affaissement du chien, à cette queue basse, à ses oreilles basses qui se rencontrent moins fréquemment qu'on ne le croit, à cet effroi que l'animal enragé inspire à ses congénères. Néanmoins, dans ses grandes lignes, le tableau morbide est frappant de vraisemblance.

La rage chez l'homme est très convenablement dépeinte, mais il faut reconnaître que les Arabes avaient dans les auteurs de la période græco-romaine d'excellents modèles, notamment Cœlius Aurélianus et cependant même ici les médecins que nous étudions ne se sont point montrés dépourvus d'originalité. S'ils exagèrent singulièrement comme leurs devanciers l'envie de mordre, et s'ils ont cru trop sur parole les écrivains grecs sur la transformation canine du caractère du malade, qui suivant eux s'accroupirait volontiers comme l'animal mordeur et pousserait comme lui de véritables aboiements, ils ont montré comme Soranus, du reste, que l'horreur pour l'eau n'était pas toujours aussi marquée qu'on l'avait dit et ils s'efforcent d'expliquer dans certains cas cette aversion par des hallucinations visuelles terrifiantes à l'exemple de Rufus, ou par des illusions sensorielles qui leur font croire qu'on a mêlé des ordures à l'eau qu'on leur présente.

Ils parlent aussi du desséchement des parties, mais la théorie angineuse est peu en honneur. La crainte de l'eau, disent-ils, peut du reste être assez peu marquée pour que les malades s'efforcent d'en boire afin de calmer la soif qui les dévore. Mais le liquide ne veut pas passer à cause de la force du poison; il les étrangle et on voit survenir à cette occasion des accès convulsifs parfois mortels. Albucasis reconnaît que sur les mouvements involontaires, les spasmes peuvent occuper toutes les parties du corps; ils sont plus marqués néanmoins dans les régions qui avoisinent la face, c'est-à-dire dans la bouche, le pharynx, l'œsophage, etc. A la fin de la maladie il se produit, dit cet auteur, des sueurs froides et de la tendance aux syncopes.

Les auteurs arabes ne se font pas illusion sur la gravité du pronostic une fois que des symptômes caractéristiques ont marqué la fin de la période d'incubation. Ils rééditent là-dessus ce qu'avaient avoué les médecins grecs, c'est-à-dire que la mort du malade est pour ainsi dire fatale bien qu'Albucasis ait parlé d'un cas de guérison.

Ils ne se sont point donné la peine d'établir le diagnostic différentiel de la maladie s'imaginant sans doute que l'hydrophobie rendait toute méprise impossible.

Quant au traitement il ne diffère guère de celui institué par les Grecs. Ils ont préconisé, comme leurs prédécesseurs la cautérisation. Albucasis conseille même de se servir du fer rouge d'une manière très énergique. L'application de ventouses, la scarification, la suppuration prolongée entretenue par des drogues irritantes, n'offrent rien de bien spécial et il en est de même des simples employés. Cependant il semble que c'est aux Arabes que l'on doive principalement l'introduction du castoreum, du musc et des cantharides dans la thérapeutique de la rage.

Moyen age en Europe.

S'il est vrai que la chute de l'empire romain n'ait pas
été le signal de la disparition des écoles de rhétorique
et de médecine qui florissaient dans les grandes villes
de la Gaule, de l'Italie et de l'Espagne et dont on
retrouve les traces au delà de l'an 640, il n'en est pas
moins vrai cependant que le malheur des temps avait
tari toute originalité dans le domaine de la médecine.
Le peu d'activité intellectuelle dont ses adeptes paraissaient capables semblait s'être tourné exclusivement
vers la composition de ces encyclopédies abrégées
dont Daremberg a retrouvé quelques traces et en ces
traductions d'auteurs grecs en un latin barbare dont
nous parle Cassiodore. Il nous a été impossible malheureusement de mettre la main sur une œuvre de
cette époque. Les recherches de ce genre nécessitent
non seulement des connaissances paléographiques très
étendues, mais une perte de temps énorme que n'auraient point compensé les résultats acquis ; et il en sera
ainsi tant que ces ouvrages dormiront inconnus au
fond des grandes bibliothèques de l'Europe sous la
forme de manuscrits illisibles pour la plupart. Mais
cependant nous avons pu nous faire une idée assez exacte
des connaissances que possédaient les médecins ins-

truits de cette époque sur la rage en parcourant le chapitre que Gariopontus a consacré à cette maladie dans son *Passionarius*, ouvrage curieux qui démontre que la science antique n'était pas si oubliée qu'on aurait pu le supposer tout d'abord. Gariopontus vivait au xie siècle, c'est-à-dire cent ans avant que Constantin l'Africain eût fait pénétrer dans l'école Salernitaine l'influence arabe. Gariopentus ne cite aucun des grands médecins Musulmans dans son grand traité de médecine, il ne s'inspire que des écrivains de l'antiquité, principalement de Galien, mais aussi des méthodistes. L'influence de Cœlius Aurélianus est évidente dans les chapitres de Gariopontus que nous allons analyser. Ceux-ci sont au nombre de deux ; ce sont en grande partie de simples répétitions l'un de l'autre, mais ils se complètent mutuellement sur certains points. Il ne faut pas réclamer ici vu la barbarie et la crédulité du temps où vivait Gariopontus, un esprit critique qui a fait défaut à tant d'écrivains appartenant à une époque plus favorisée. C'est dire que l'étiologie admise par cet auteur ne sera pas pour nous plaire.

Gariopontus commence par commettre une grave erreur ; il croit que l'hydrophobie, c'est-à-dire la rage, peut être produite aussi bien par un serpent que par un chien enragé : *Hydrophobicorum causas aliquibus ex morsu canis rabrosi aliquibus ex serpente venire assueverunt.* Toutes les exagérations de Cœlius Aurélianus sont admises sans examen en fait de contagion : *Veteres autem dixerunt ex aeris infusione fieri sine ullo morsu ut veluti spuma ex aere proficiatur, sive in terram sive in lapidem, sive in aquam; etsi homo vel aliud animal illic transieret, dementia statim repletur aut in rabiem vertitur;* les prodromes semblent décrits d'après Cœlius : *Igitur cum initia hujus manifesta fiant et passionis, emergit primo quædam irritationabilis omnis desperatio repentina et frequens iracundia. Item pigrescunt ad omnia, insomnia vel certe somnos terribiles patiuntur, his et gravedo stomachi cum neglectius ciborum emergit, aerem serenum veluti pluviosum perhorescunt, vitare etiam bibendi consuetudinem tentant.* Mais l'imitation de l'écrivain méthodiste s'arrête brusquement au moment où il s'agissait de décrire la période de rage confirmée par cette phrase qui termine la description symptomatique : *Ut vero hos passio plena possederit, quantum desiderium aquæ potationis, accesserit, lentus timor in accipiendo generatur.* Comme après le diatriton de Soranus, Gariopontus recommande de saigner les malades trois jours pleins après le début des accidents, et de pratiquer des onctions huileuses, mais le reste du traitement est emprunté aux médecins des autres sectes, principalement à Galien et à Rufus.

Avec *Constantin l'Africain* nous rentrons en quelque sorte en pays connu. Ici, plus de lacunes, nous avons affaire aux Arabisants sur lesquels l'histoire de la médecine peut nous offrir des renseignements détaillés. L'imprimerie, du reste, a conservé leurs œuvres et les rend accessibles à tout lecteur désireux de les parcourir. Constantin l'Africain nous a laissé une bonne description de la rage. Il s'est inspiré heureusement des Arabes et aussi des auteurs de l'antiquité.

Comme les médecins dogmatiques, il admet que le chien est d'un tempérament sec et bilieux qui le prédispose à la rage, quand cette humeur devient trop abondante et se putréfie, mais ce n'est pas au moment de la canicule qu'il place le maximum de fréquence de la maladie, c'est comme les auteurs arabes au printemps et en automne : *Canis naturaliter frigidus est et siccus cui nigra dominatur cholera. Unde ex sui abondantia immutata et putrefacta toti corpori dominans ita corrupta necesse est rabidos faciat et maxime in autumno et vere.* La rage canine est assez bien décrite : *Signa cognoscendi canem rabidum, quia alii canes eum fuguent et semper profugus est et solivagus et mutat quasi ebrius ore aperto. Lingua dependente saliva nimia de ore semper curit oculi sunt inversi et rabicundi, auriculæ retractæ, cauda inter coxas. Oculi aperti et tamen ad lapidem, sive adquodlibet aliud objectum, offenditur et cuilibet rei visæ repugnat, etiam umbræ suæ latrat.* Bien entendu la fameuse expérience du morceau de pain reparaît ici encore. Les prodromes sont suffisamment dépeints quoique d'une façon écourtée : *Accidentia patiuntur inde somnia terribilia sunt, in somnis expergefactione sunt timorosi, sine causa irascuntur stupido et continue circumspicientes, inspici ab aliquo non patientes.* Comme beaucoup des auteurs de l'antiquité, Constantin croit que l'homme enragé prend en quelque sorte la nature de l'animal qui 'a mordu : *qui cum incidant passionem, timent aquam, quasi canes et rancis cunt, timentes cum aquam inspiciant ut timentes cadent.* » Le fer doit être employé largement : *aperiantur vulnera cum igni vel ferro fortiter ut cum sanguine venenum effluat ;* le traitement est empruntée à Galien et à Dioscoride. A l'exemple de Sérapion qu'il ne cite pas du reste, Constantin recommande de se servir d'un long tube qu'on glissera dans l'œsophage pour faire boire le malade, sans qu'il s'en aperçoive.

Dans son traité de *communibus medico cognitu necessariis locis*, il revient sur la morsure du chien enragé, lib. VIII, cap. XX, à propos des animaux venimeux et insiste sur la perte d'appétit, la soif, l'hydrophobie sur le ptyalisme, sur la raucité spéciale de la voix et parfois sa suppression, sur ce fait qu'il ne reconnaît plus ses maîtres. Il rappelle, d'après Rufus, que la rage serait une sorte de mélancolie.

Mais ce qui manque aux Arabisants c'est l'originalité. Aussi, pour ne point nous livrer à des redites fatigantes, nous contenterons-nous de signaler ce que les principaux d'entre eux ont dit de véritablement important sur la question qui nous occupe.

Bertrucius, le maître de Guy de Chauliac, qui professa avec éclat à Bologne pendant de longues années et qui composa sur la médecine un traité longtemps estimé, croit que lorsque la morsure est due à un chien enragé, la douleur est plus considérable que d'habitude et que c'est là un moyen de faire le

diagnostic. Cette assertion bien entendu était entièrement fausse et les auteurs Grecs et Arabes avaient,
depuis longtemps, remarqué que cette plaie n'offrait
pendant l'incubation rien qui pût faire prévoir les
dangers épouvantables auxquels étaient exposés les
malades.

Mathieu de Gradibus rapporte, pour prouver que le
contact seul suffît, que Coquerano, seigneur vénitien,
ayant mis seulement la main dans la gueule d'un
chien enragé, contracta la rage bien qu'il n'eut nullement été mordu.

Gordon est un des écrivains du moyen âge qui se
sont le plus occupés de la rage. La description, bien
qu'elle ne soit ni très bonne, ni très complète, a été
copiée par les différents auteurs qui lui ont succédé.
Guy de Chauliac s'en est inspiré en plusieurs endroits
notamment pour l'incubation. Voici la définition de la
rage suivant Gordon : « C'est une maladie mélancolique (engendrée par la bile) dans laquelle les malades
redoutent la vue et même le bruit de l'eau. » En fait
d'étiologie, il mélange la théorie pythogénique avec
les anciennes conceptions humorales. Ce passage que
nous allons citer n'est en définitive qu'une copie de
celui d'Avicenne : *Canes sunt frigidæ et siccæ complexionis, incurruntque rabrem in fine œstatis et
in principio autumni propter nimiam frigiditatem et
in vere propter malos cibos ut quia comederunt cadavera mortuorum et aquas puteorum corruptas et
similia.* C'est à Avicenne aussi qu'il emprunte la description du chien enragé : *Si sit canis rabiosus primum*

signum quod non cognoscit domum suum, incedit solitarius capite inclinato et auribus pendentibus, oculi rubent, saliva exiit ab ore, allatrat suam umbram, latratum habet raucum, portat caudam plicatam et alii canes fugiunt ab eo et latrant et si bucella panis posita est loco morsuræ, deturque aliis canibus, nam si comedant non erunt rabiosi. » Les signes de la rage chez l'homme sont exposés en quelques mots et ne méritent pas d'être rapportés ici, ce ne sont que des redites puisées dans les écrits antérieurs à Gordon. Nous dirons seulement que cet auteur affirme que l'incubation peut aller de neuf jours à sept ans, il ne fixe pas de moyenne. Ce qu'il dit du traitement est emprunté aux Arabes et aussi à Galien.

Guy de Chauliac s'étend peu sur la rage. Ce n'était pas l'affaire du chirurgien de s'occuper d'une affection qui nécessite les conceptions les plus hautes, ainsi qu'il le dit lui-même. Comme les autres auteurs des traités de chirurgie que nous a laissés le moyen âge, il se borne à ce qui concerne « les œuvres de la main ». D'ailleurs, dit-il, ces faits sont rares et quand ils arrivent « le populaire sans appeler le chirurgien y fait ses médecines d'ail, d'oignon et d'huile ». L'incubation, dit-il, peut être fort longue et la rage est mortelle, dès qu'elle est déclarée. Comme traitement on s'en rapportera à ce qui a été écrit à propos des autres plaies venimeuses.

Jean de Gaddesden que nous avions consulté pour savoir s'il ne parlerait point des cas de rage en Angleterre, s'est borné à quelques remarques copiées dans Avicenne, Valescus de Tarenta un peu plus détaillé n'est pas plus original. Le peuple, tout comme dans l'antiquité, avait ses idées à lui sur le traitement du mal.

On devait s'attendre à bien des superstitions et à bien des pratiques étranges et cruelles dans une époque barbare où l'esprit humain avait subi une éclipse si marquée et durant laquelle la civilisation grœco-romaine avait sombré presque tout entière. Ces usages on ne les connaît que trop, et leur horreur est arrivée jusqu'à nous, car il faut bien le dire à la honte de l'humanité, c'est pendant de longs siècles qu'on y a eu recours. On ne se contentait plus de donner comme dans la période grœco-romaine des médicaments d'une composition le plus souvent dégoûtante ; on liait le malade sur son lit afin de l'empêcher de mordre son entourage. On se détournait de lui avec horreur, car on supposait que l'air qu'il exhalait était empoisonné et pouvait transmettre le mal dont il était atteint. Ses proches n'osaient plus l'embrasser malgré ses supplications lorsqu'il était sur le point de mourir. Ne savait-on pas en effet qu'un simple baiser de sa part était mortel. Et comme ses souffrances remplissaient les assistants de compassion, ceux-ci le voyant perdu, pour abréger son martyre, l'étouffaient le plus souvent entre deux matelas. La terreur qu'inspirait la rage était immense, et pour un fléau aussi redoutable, la crédulité publique ne pouvait faire moins que de chercher dans le ciel un protecteur tout-puissant. Mais à cette époque, on recourait plus souvent aux saints qu'à Dieu lui-même, que vraisemblablement on croyait trop grand personnage pour s'occuper ainsi spontanément des misères du pauvre monde. Il y fallait l'intervention d'un de ses chers élus. Ce protecteur tout-puissant c'était saint Hubert. L'illustre évêque de Maestrich, le digne successeur de saint Lambert, n'avait point toujours parcouru les contrées payennes pour convertir les infidèles. Grand chasseur, il avait poursuivi avec une ardeur infatigable, le gibier à travers les sombres forêts des Ardennes, jusqu'à ce qu'un miracle bien connu, l'apparition d'un cerf portant sur la tête une croix lumineuse, l'eût ramené à des occupations plus pressantes, c'est-à-dire au soin de son salut éternel. Il avait conservé néanmoins une tendresse persistante pour tous ceux qui, comme lui, aimaient les nobles occupations de la chasse, et ne dédaignait point non plus d'étendre sa bienveillance à ces chiens qui si souvent lui avaient permis d'abattre la biche ou le sanglier, longtemps poursuivis en vain. Les chapelles qui lui étaient consacrées se retrouvaient en grand nombre, çà et là, en France, en Belgique, en Suisse, sur les bords du Rhin. Le plus souvent on venait y célébrer la messe du bienheureux patron avant d'entreprendre une chasse qu'on espérait productive, les veneurs debout, tête découverte, la trompe au col, le couteau de chasse à la ceinture écoutaient dévotement les saints offices. En dehors du modeste édifice, les valets de limier tenaient les levriers à la botte, et les piqueurs contenaient sous le fouet la docile impatience des chiens couplés. Au moment de la consécration, les trompes lançaient à tous les échos une joyeuse fanfare ; puis tout s'enfonçait et disparaissait dans la sombre forêt, hommes, chiens et chevaux.

Mais le spectacle n'était point toujours aussi gai. Parfois on voyait venir à la chapelle Saint-Hubert, un malheureux, les yeux pleins de larmes. Il racontait qu'un chien enragé l'avait mordu et ses proches qui l'accompagnaient éclataient comme lui en sanglots, en songeant à l'affreux malheur dont ils étaient menacés. Tous suppliaient le grand saint Hubert, de détourner de leurs têtes, une mort si terrible. Alors commençaient de longues prières : Le clergé de la chapelle leur imposait quelques règles sur la diète, ainsi qu'une longue neuvaine dont les actes étaient minutieusement réglés. Mais bien que toutes les chapelles dédiées à saint Hubert fussent regardées comme efficaces au but que l'on se proposait l'une d'entre elles, cependant jouissait d'une plus grande réputation parce qu'elle possédait l'étole du saint. Il y a, dit Lambert, (*Journal de Vandermunde*, VIIe, p. 3), dans la forêt des Ardennes qui est sous l'invocation de Saint-Humbert. Elle est très célèbre par les cures que le peuple croit qu'on y fait de ceux qui sont attaqués par la rage. Il paraît qu'en Flandre et dans la Lorraine on est fort crédule sur cet article, Boucher a donné sur le culte de Saint-Hubert des détails fort intéressants que nous lui empruntons.

Culte de saint Hubert. — Boucher, *Rage en Algérie* (*Annal d'Hygiène, de Médecine et Pharmacie militaires*, 1866).

Depuis bientôt onze cents ans, grand nombre de personnes mordues par des animaux enragés, se rendent annuellement à Saint-Hubert pour se préserver des suites funestes de leurs blessures. Les premiers faits de guérison relatés par Roberti, datent des années 879-950 et 1055; à cette dernière époque, l'habitude de recourir à ce moyen était universellement établie et depuis longtemps, la coutume des processions, à Saint-Hubert avait été confirmée et réglée par Louis le Débonnaire. Pour ne parler que de ce qui se passe de nos jours, depuis le 12 octobre 1806, jusqu'au 10 janvier 1834, on traita plus de 4.800 personnes. Depuis lors, on taille par an 130 à 140 individus mordus à sang. Comme exemple des succès obtenus, on rapporte qu'en 1815, à Bar-le-Duc, le nommé Victor Raulx, de Villote, département de la Meuse, arrondissement de Commercy fut mordu par un loup enragé, avec 32 personnes, 3 seulement vinrent à Saint-Hubert et furent guéries ; toutes les autres moururent de la rage.

Les cas d'insuccès que l'on dit être très rares, sont attribués tous, ou presque tous à l'inobservance des pratiques pieuses instituées en l'honneur du Saint. C'est ainsi que l'on explique les dix décès, signalés dans la dernière période décennale.

Dès l'année 1050, il était d'usage que les personnes mordues fussent munies d'un certificat de leur curé et de l'autorité civile du lieu, attestant la morsure reçue et la rage de l'animal. C'est la seule garantie d'observation clinique, que nous avons trouvée dans l'opuscule que nous a adressé M. le docteur Wilhems et auquel nous renvoyons pour de plus amples détails, *Pélérinage de Saint-Hubert, en Ardennes*, Gand, 1862.

Il paraîtrait d'ailleurs que les personnes qui font brûler leurs morsures avant d'aller à Saint-Hubert sont très peu nombreuses, parce qu'on n'a pu en citer récemment que deux dans l'espace de trois ans. Au surplus dans cette localité on est fort loin de blâmer ceux qui ont recours tout d'abord à la cautérisation. La taille principal moyen mis en usage à Saint-Hubert, est une légère incision au front qui permette l'introduction sous l'épiderme d'une parcelle exiguë de l'étole du saint apôtre des Ardennes, maintenue à l'aide d'un bandeau étroit de toile ou de soie noire, qui doit être portée pendant une neuvaine présente à Saint-Hubert. A cela se joignent des pratiques religieuses et hygiéniques, qui n'ont pas de rapports bien directs avec l'affection qu'il s'agit de prévenir et qui paraissent avoir été dictées sous l'inspiration de certains faits bibliques.

Le répit est un simple attouchement de la tête, au nom de Dieu et de la Sainte-Vierge, fait par les aumôniers de la chapelle Saint-Hubert où par les personnes taillées en vue surtout de retarder les effets de la morsure jusqu'au moment où les personnes atteintes pourraient se rendre au lieu de guérison ou en vue de les prévenir chez celles qui ne sont pas dans les conditions d'âge ou autres voulues par l'accomplissement des services religieux.

« Il n'y a, nous écrit M. Herpin, aucun traitement médical, ni général, ni local. Lorsque les plaies résultant de la morsure exigent des pansements, M. le Doyen se borne à conseiller au malade de consulter un médecin quelconque sans prescrire rien de particulier. Autant que possible on cherche à opérer les personnes mordues à une époque très voisine de l'accident. Cependant la taille conserve toute sa puissance préservatrice, 8 à 15 jours et même davantage après l'inoculation. On n'applique jamais les moyens religieux qu'aux personnes portant des plaies saignantes ; les contusions n'étant pas regardées comme pouvant communiquer la rage. Lorsque les personnes menacées d'hydrophobie se présentent, on inscrit leur nom sur un livre *ad hoc*, a moins qu'elles ne réclament le secret. Si le blessé ne donne pas de renseignements probants, on prend des informations auprès du curé de sa paroisse, c'est également ce prêtre qui est chargé de donner des détails sur l'issue de la cure. »

Il paraît, d'après un passage de Hunault, qu'on attribuait aux descendants plus ou moins authentiques de saint Hubert, le don de guérir le mal par simple apposition des mains de la même façon, par conséquent, que les rois de France faisaientdis paraître les écrouelles. « Pourquoi, dit cet auteur, rapporter tout ce que l'on dit des attouchements de certains gentilshommes de la famille de saint Hubert, qui, à ce qu'on dit, guérissent de la rage par un don attaché à leur naissance. (1) » Dans certaines régions on remplaçait le pèlerinage à une chapelle de saint Hubert par celui à un édifice consacré à saint Pierre ; là on brûlait avec certains fers en forme de clef ou de croix ceux qu'on voulait préserver de la terrible maladie. En Italie, on attribuait à saint Belloni le rôle que l'on faisait jouer à saint Hubert dans les contrées plus septentrionales. D'après Mathiote, les avant commentateur de Dioscoride, les personnes qui venaient d'être mordues par un chien enragé ne recouraient guère aux médecins. Ils aimaient mieux se rendre à une chapelle consacrée à saint Belloni ou à saint Dominique. Là on le soumettait à des exorcismes, à des exercices religieux, au port de certaines amulettes et, dit Mathiole, grâce à la grande miséricorde de Dieu tout-puissant, les succès sont nombreux.

---

(1) Suivant une note qu'a bien voulu nous remettre M. le professeur Laboulbène, Saint-Hubert aurait eu des enfants avant de devenir prêtre, et ce sont ses descendants directs qui préservaient ainsi de la rage.

CHAPITRE III.

RENAISSANCE

Changement d'aspect au moment de la Renaissance. — Écrits les plus marquants sur la rage. — Frascator. — Salius Diversus. — Paulmier. — Ambroise Paré. — Fabrice de Hilden. — Revue générale des idées émises sur la rage pendant le xvi° siècle.

Ce qui avait manqué complètement aux auteurs du moyen âge, c'est l'originalité. Leurs descriptions de la rage sont calquées sur celles de Rhazès et d'Avicenne. Ils parlent quelquefois de Rufus et de Galien, mais seulement parce que les Arabes avaient cité leurs opinions. Ils ne s'occupent ni de Dioscoride ni de Cœlius que leurs modèles habituels n'avaient point mentionné. Dans la période qui clôt le moyen âge, les choses changent entièrement d'aspect et jamais qualificatif ne fut mieux mérité que ce mot renaissance si gracieux et si expressif dont on a baptisé le xvie siècle. Cette glorieuse période était bien, en effet, une sorte de résurrection de l'intelligence humaine.

Les sciences comme les arts semblent retrouver l'éclat de leur jeunesse et d'ailleurs l'activité générale des esprits est secondée par une merveilleuse découverte qui s'appelle l'imprimerie et qui permet de répandre à des milliers d'exemplaires, les chefs-d'œuvre de la médecine grecque ; les Arabes perdent leur prépotence ancienne et si leur influence ne disparaît pas tout entière, c'est qu'on reconnaît les services qu'ils ont rendu à l'art de guérir. Les grands médecins de l'antiquité sont directement consultés et d'ailleurs des habiles Hellénistes traduisent leurs œuvres en cette langue latine qui était alors l'idiome non seulement des gens d'église, mais de tout homme d'une éducation tant soit peu soignée. L'ardeur au travail était telle que le restaurateur de l'humorisme lui-même ne suffisait plus, et qu'à côté de lui on consultait Celse, Arétée, Oribase, Paul d'Égine. L'érudition des médecins du xvie siècle est immense, mais ce n'est point là leur seule qualité. Les plus grands d'entre eux font preuve d'esprit d'observation et parfois, malgré leur admiration pour leurs grands modèles de l'antiquité, ils n'hésitent point à les contredire, s'ils croient que la vérité les y oblige, tel ce

Salius Diversius qui se permet à plusieurs reprises de contredire Galien sur la rage et affirmer que l'autorité n'a rien à faire en médecine, celle-ci ne devant se lier qu'à l'expérience. Des études fort complètes sur l'affection rabique réapparaissent de nouveau; on multiplie les observations, les cas curieux sont recueillis avec soin, bien qu'on n'y mette point tout l'esprit critique désirable.

L'élan scientifique qui s'était produit dans les premières années du xvi° siècle ne s'arrêta point et bientôt on vit paraître de volumineux recueils où l'on consignait pour chaque maladie les observations et les remarques les plus saillantes qui avaient été publiées. C'est ce genre d'ouvrage que publièrent successivement Schenkius, Amatus Lusitanus, Fabrice de Hilden, Marcellus Donatus. On y trouve une masse énorme de documents sur la rage. Passer successivement tous les auteurs de cette époque en revue, comme nous l'avons fait pour la période græco-romaine et pour le moyen âge, serait aussi fastidieux qu'inutile. Il nous faudrait du reste y consacrer un espace que réclament des recherches plus importantes. Nous allons nous contenter d'étudier aussi complètement que cela nous sera possible ceux de ces écrivains que nous avons choisis à cause de la valeur de leurs descriptions, parce qu'ils ont su exactement exposer les idées de leurs contemporains sur le sujet qui nous occupe. Ces écrivains sont Fracastor, l'illustre syphiliographe, un précurseur des idées Pastoriennes sur la nature des maladies contagieuses et qui a publié sur le mal vénérien un poème resté célèbre et qui montre en lui un humaniste très distingué, Salius Diversus, le plus hardi et le plus original des médecins qui aient écrit pendant cette période sur la rage, et Ambroise Paré qui, bien qu'il ne puisse revendiquer ici les grandes qualités d'observation et d'ingéniosité qui ont fait sa gloire, a su néanmoins exposer d'une façon très complète et assez heureuse, les idées que l'on se faisait de cette affection, en France, sous le règne des derniers Valois. Le reste n'aura l'honneur que d'une courte analyse.

Dans son traité sur les maladies contagieuses, où il esquisse d'une manière si remarquable l'hypothèse d'un contage vivant constitué par des animalcules trop petites pour être visibles, Fracastor consacre un paragraphe important à la rage qui est presque tout entier consacré à la pathogénie de l'affection et de son traitement. Le reste n'a reçu que des développements très écourtés. Comme le développement d'un virus aussi épais et aussi grossier est lent, il est facile de comprendre pourquoi il existe une période d'incubation. « Ad melancholia quoniam et pauca est et frigida et sicca et minus apta putrescere diutus servare latentia seminaria potest. » Le mal peut se dissimuler aussi dans l'organisme sans déterminer aucun phénomène réactionnel pendant vingt jours au moins et plus souvent quarante jours, mais ce chiffre peut être dépassé largement et l'incubation dure souvent six mois, un an et quelquefois davantage, jusqu'à ce que l'affection gagne le cœur, alors tout est perdu et la rage éclate. Fracastor a vu un enfant chez qui la rage ne s'est

déclarée qu'au bout de huit mois. Cet auteur ne s'est
point inquiété de résoudre la question de la polygénie
et il s'est contenté de rappeler l'opinion de Galien. Ce
qu'il dit sur les symptômes, le pronostic, la marche a
été empruntée aux auteurs précédents et par conséquent ne mérite point de fixer l'attention.

Fracastor donne au virus de la rage le nom caractéristique de séminaria, c'est-à-dire de semence, qui
s'accorde bien avec ses idées sur l'infection en général.
Malheureusement, empêtré qu'il était dans la tradition,
il essaye de tout concilier. Il fait du virus de la rage,
quelque chose de visqueux, d'épais et d'analogue au
phlegme ou à la bile qui ne peut s'agglutiner au sang
ou à la salive. C'est pour cela qu'il ne peut pénétrer
dans l'organisme que par une effraction de la peau.
Il s'y développe lentement, non pas dans les parties
solides, telles que les nerfs, mais dans les humeurs
mélancholiques qui sont les parties du corps qui offre
avec lui le plus de ressemblance. C'est parce que le
chien est un animal bilieux et féroce qu'il est si sujet à
l'affection. En effet la nature brutale des bêtes rend
chez elles le contage infaillible; mais il n'en est pas de
même chez l'homme dont les tendances sont toutes
différentes; aussi beaucoup échappent au mal quand
ils ont été mordus, si leur tempérament ne présentait
pas cette disposition sèche et bilieuse de leur économie
qui est indispensable au développement de la rage.
Ainsi se trouvait expliqué le fait sans doute observé
bien des fois en Italie, où la rage parait avoir été
fréquente à l'époque de Fracastor, que le mal ne se

transmet pas toujours d'une manière infaillible et qu'il choisit en quelque sorte ses victimes.

Avec Salius Diversus, la note originale s'accentue. L'érudition prodigieuse de cet auteur ne nuit en rien à son indépendance d'esprit. C'est ainsi que malgré la grande autorité de Galien, il n'hésite pas à soutenir, quoique bien à tort, l'origine polygéniste du mal. C'est sans raison, dit-il, qu'on parle toujours de rage canine, car cette maladie peut se développer spontanément chez d'autres animaux, même chez le loup elle semble beaucoup plus grave que chez le chien et beaucoup plus dangereuse. La théorie humorale excite ses risées et il ne veut pas entendre parler du tempérament mélancolique et cacochyme du chien qui est remarquable au contraire par la gaieté de son caractère : « Quod
« autem canis sit animal melancolichum experientia
« oppositum dictat cum inter bruta ita gestire, alludere
« dominis, applaudere, blandiri et in animalibus nostris,
« lœtitiam proeferere nullum animal sicuti canis
« videatur. » Le froid et le chaud peuvent avoir une certaine influence, mais Salius nie que ce soit la cause essentielle de la rage et il tend manifestement à reconnaître à cette maladie une origine putride. Ses remarquables travaux sur les maladies pestilentielles l'avaient amené à penser que beaucoup d'affections reconnaissaient la putréfaction comme facteur morbide. La vraie cause de la rage serait une transformation vénéneuse des humeurs, comme on l'observe dans la peste :
« Declaravimus in tractatu febris pestilentis, in homine
« aliquando humores corporis nostri, sive fiat ratione

« alimenti externi sive ratione causarum internarum,
« ita corrumpi ut hinc naturam nobis contrariam
« adepti, deletiorum venenorum vim et facultatem
« consequantur. Hoc idem censeo in canibus cœte-
« risque animalibus quæ a rabie tentari possunt,
« contingere. » Mais pour que cette corruption abou-
tisse à la rage, il faut qu'elle se développe sur un terrain spécial que lui offriront les dispositions particulières à l'économie du chien. Salius Diversus a une tendance marquée à regarder les aliments et les boissons
putrides comme la cause la plus importante au lieu de
les regarder simplement comme un des facteurs de la
rage, ainsi que l'avait fait Avicenne : « Hanc humorum
« corruptionem violentiusque quam prœdictæ causæ
« et cum majori efficacia in canes inferunt alimenta
« corrupta et putrida, ab iis desumpta, potusque similes
« hausti, et nonnulla alia abominalia, quæ in salutem
« hominum sint silentio continenda sunt, degustata.
« Hanc ego prœcipuam causam rabiei canum censeo
« esse, hancque validissimam omnium adnotavi. Inveni
« fere omnes canes rabidos vel cadavera hominum cor-
« rupta et putrida, vel carnes hominum putrescentes
« comedisse vel potum consimilem hausisse vel alia
« abominalia degustasse ». Salius Diversus croit que
le poison se répand par tout le corps et, que par conséquent, la rage peut se transmettre par la viande des
animaux infectés si on mange celle-ci. Il ne décrit pas
la rage canine, car, dit-il, cette dernière a été fort bien
dépeinte par ses précédesseurs et leur description suffit :
il s'attaque donc tout de suite à la rage chez l'homme.

Salius Diversus ne pense pas que le mal puisse se transmettre autrement que par une solution de continuité de la peau : « Contactus ad hoc efficax non est, « nisi aperta ruptave, cute, quoniam hoc nisus integra « ea existante, altius penetrare non protest. » Après une incubation d'une durée variable qui est en moyenne de quarante jours, mais peut durer beaucoup plus de temps, la rage éclate. Salius insiste sur l'agitation des malades, l'impossibilité où ils sont de rester en place, le désordre de leur physionomie, leurs convulsions, l'aérophobie, la soif intense, les plaintes et les gémissements que profèrent les malheureux enragés. Parfois ils aboient comme le chien, ou hurlent comme le loup. Mais l'hydrophobie est le phénomène principal, celui qui donne à l'affection son aspect caractéristique. Salius Diversus se moque de l'explication que Rufus et, après lui, les Arabes, s'étaient efforcés d'en donner, en alléguant des hallucinations visuelles terrifiantes. D'ailleurs, ce n'est pas l'eau seulement, mais tous les liquides qu'il faut incriminer, ainsi que l'auteur l'a appris en interrogeant les malades : « Causa hæc est fabulosa, nec ullo experimento comprobari potest, cum rabientes nec in aqua quid videant ut plures. ego interrogans ab eos audivi nec aquam solam sed omnia liquida in quibus etiam nulla species representari potest pariter fugiant. » D'autres ont dit que l'hydrophobe craignait l'eau, à cause de la disposition sèche et froide de son économie, mais ce n'est pas le raisonnement, c'est l'instinct qui pousse le malade à fuir l'eau. On a soutenu que le liquide irritait l'œsophage arrivé à un degré

extrême de sécheresse, mais ce n'est là qu'une hypo•
thèse peu acceptable : « A veritate longe distant cum
tante siccitatis nulla sunt signa. » La vraie cause,
c'est l'antagonisme inné du virus de la rage pour les
liquides qu'on ne s'explique point, mais qu'il faut
admettre comme tant d'autres symptômes morbides
qui restent pour nous tout aussi obscurs. Grâce à
cet antagonisme, l'eau, comme les autres liquides,
fait éprouver au malade de la douleur quand il
essaye de l'avaler. Il lui en reste le souvenir, d'où
l'hydrophobie. Quelques-uns, interrogés sur ce point
par Salius, lui ont dit que les liquides ne pouvaient
descendre dans leur gorge, que celle-ci se contractait
pour s'opposer à leur passage et cela à un point qu'ils
étaient menacés de strangulation. Aussi croit-il à
une action directe du virus rabique sur l'œsophage
qui permettrait aux solides de passer tout en s'oppo-
sant à l'admission des liquides. Pour expliquer ce
phénomène en apparence paradoxal, Salius se livre à
une longue divagation sans intérêt, que nous croyons
devoir passer sous silence, car elle ne repose que sur
des hypothèses. Comme les médecins de l'antiquité, il
a vu des spasmes génésiques suivis d'émission de
sperme. Le *délire* existe, dit-il, chez beaucoup de
malades, mais *ce n'est pas un phénomène constant* :
« An autem in rabie sit delirium hæc non rationibus
sed particularibus experimentis est declarandum. Non
possum quidem ego negare sive nonnullos erotisse
rabientes, qui non tantum delirarent, sed etiam fure-
rent ; plurimos tamen scioumente semper usque ad ulti-

mam vitæ horam constitisse, cujus merito non possum delirium hujus morbi pathognomonicum signum cons-tituere. » Quelques-uns, dans leurs accès, priaient même les assistants de les mettre hors d'état de mordre. Salius Diversus a insisté beaucoup sur la dou-leur qui siégerait à l'endroit mordu : « Hic dolor a loco jam commorso incipiens, leviterque patientem affligere, per partem post partem spatii trium vel quatuor dierum, aliquando diutius, aliquando paulo minus ascendi ad cerebrum, cui cum communicatus fuerit in eo quasi contagium causat, simul confusio-nem quemdam. » Pas plus que le délire, les convul-sions ne seraient un symptôme nécessaire, en quelque sorte, de la rage : « Sciendum est rabiem sine con-vulsione nequis videri. » Il ne faut pas, en effet, confondre avec les convulsions les spasmes qu'on ob-serve dans le cours de l'affection. La fièvre ne s'ob-serve pas toujours, malgré ce qu'on en a dit, mais « non ratio sed experientia discrimen hoc dirimere debet. » Tantôt il l'a rencontré, tantôt il n'a pu en constater l'existence : « Hinc colligo rabientes ratione propria virus non febricitare. Si autem aliquando febriant hoc ex corporis prævia altera indispositione fieri. » Salius a constaté, commé Fracastor, que la rage ne se déclare point toujours chez l'homme mordu. Il attribue cette anomalie à la faible intensité du virus : « Imo in aliquibus hoc est adeo debile et segne ut etiam per provisum non possit communicari. Hinc vidimus multos a cane rabidæ commorsos qui etiam nullo auxilio evasere et a rabie præservati sunt. » Malheureusement Salius Diversus, égaré par l'importance capitale que l'on faisait ajouter à l'hydrophobie dans le diagnostic de la rage, a admis que celle-ci pouvait se développer spontanément chez l'homme, reprenant ainsi une idée que Cœlius Aurélianus avait déjà émise bien des siècles auparavant. Il aurait observé une malade qui, pendant la convalescence d'une fièvre grave, aurait été atteinte d'hydrophobie très marquée dont elle mourut ; or jamais elle n'avait été mordue par un chien.

Le traitement proposé par Salius Diversus n'offre rien de nouveau, ajoutons cependant qu'il insiste sur l'emploi du fer rouge : « Si tamen locus toleraret, conjecturaque sit certa de communicatio virus, statim inuratur ulcus candescente ferro. Hunc enim absque ulla difficultate omnem venenositatem superabimus, ulcusque deinceps tuto consolidari poterimus. »

Ambroise Paré, comme nous l'avons dit plus haut, s'est contenté pour la rage de résumer l'opinion de ses contemporains, principalement de Palmarius et de Fernel. Sa description n'a guère pour elle que l'autorité d'un grand nom, et le mérite d'être complète. On y trouve étudiés, dans une série de chapitres distincts, tous les principaux points de la question.

Il admet que la rage est engendrée par des causes multiples dont les unes révèlent de la théorie putride, les autres des hypothèses humorales anciennes, c'est là la rage spontanée, mais la rage peut aussi être communiquée au chien par morsure d'un animal enragé « Cela advient, dit-il, parce que de leur nature ils sont préparés et enclins à telle disposition, et pour ce, aussi qu'ils mangent quelquefois corps morts charogneux, et autres choses pourries et pleines de vers, et boivent des eaux de semblable nature. Aussi par une trop grande mélancolie d'avoir perdu leur maître dont courent çà et là pour le trouver, délaissant le manger et le boire, de quoi s'en suit ébullition de leur sang, qui, puis après se tourne en mélancolie et puis en rage. » Aussi Ambroise Paré avait remarqué que les chiens errants devenaient plus souvent enragés que les autres. Si l'explication est fausse, l'observation est juste... Lui aussi admet l'influence de la température sur le développement de la rage. « Davantage pour deux autres causes contraires : la première, par la trop grande chaleur, la seconde par l'extrême froideur, comme l'on voit que le plus souvent ils enragent ès jours caniculaires, et en hyver durant les grandes gelées. Ce qui advient, parce que les chiens sont de leur nature froids et secs ; et par conséquent ils ont beaucoup d'humeurs mélancoliques, lesquels en telles saisons chaleureuses se changent aisément en humeurs atrabiliaires par adustion : comme en hyver par constipation de cuir et suppression d'excréments fuligineux, qui leur causent une fièvre continue grandement ardente, et une phrénésie et rage. Le grand froid de l'air augmente semblablement leur chaleur du dedans, laquelle estant repoussée s'augmente et allume les humeurs préparées à telle rage et pourriture : lesquels sont d'autant plus dangereux, que ne pouvant sortir et évacuer par les pores ou pertuis du cuir (qui, pour lors sont du tout fermés), ils demeurent dedans, et font alors les mesmes accidents que fait la grande chaleur de l'esté. Aussi deviennent enragés pour user de viandes trop chaudes qui leur échauffent le sang et leur causent fièvre, puis la rage. Semblablement aussi pour avoir esté mordu entre chiens ou *loups* ou autres animaux enragés. »

Ambroise Paré admet comme ses prédécesseurs que le chien est hydrophobe quand il a contracté la rage, tout comme l'homme, et il insiste sur les horripilations et tremblements qu'il ressent à la vue de l'eau. Son facies est horrible, car il a les yeux injectés, fixes, flamboyants ; sa tête est basse et il laisse retomber ses oreilles et sa queue. Sa langue est pendante et notre auteur fait remarquer qu'elle est livide et noire ; c'est là une exagération d'un état inflammatoire réel, mais beaucoup plus léger. Mais l'allure du chien, sa démarche si particulière sont exactement dépeints, ainsi que sa tendance à mordre, et Ambroise Paré se souvenant à propos d'Avicenne, dit que l'animal va jusqu'à attaquer les objets inertes. Il n'aboie pas et ne reconnaît plus les personnes de son entourage, parce que l'humeur mélancolique lui trouble tous les sens. Avant la dernière période, le chien, cependant obéit à son maître et le flatte, mais il tâche de s'enfuir. En résumé, bien que la plupart des détails rapportés ne soient que des réminiscences, ils sont exacts et bien écrits, aussi croyons-nous devoir rapporter ici ce passage que nous venons d'analyser.

Chapitre XVI. — *Signes pour connaistre le chien estre enragé.*

« Lorsqu'il voit de l'eau, il tremble et la craint, et a une horripilation, c'est-à-dire que le poil lui dresse. Il a les yeux rouges et fort flamboyants, et renversés, avec un regard véhément, fixe et horrible, regardant de travers. Il porte sa teste fort bas et la tourne de costé. Il ouvre sa gueule, et tire la langue qu'on voit livide et noire, halette et iette grande quantité de boue escumeuse, et plusieurs autres humidités découlent de son nez. Il chemine en crainte, tantost à dextre, tantost à senestre, comme s'il estait yvre, et tombe souvent en terre. Lorsqu'il voit quelque forme, il court à l'encontre pour l'assaillir, soit que ce soit une muraille, ou un arbre, ou quelque animal qu'il rencontre. Les autres chiens le fuyent et le sentent de loing, et s'il s'en trouve quelqu'un près de luy, il le flatte et luy obéit, et tasche à se dérober et fuire de luy, encores qu'il soit plus grand et plus fort. Il ne boit ny mange, il est du tout muet, c'est-à-dire qu'il n'aboye point, a les oreilles fort pendantes, et la queue retirée entre les cuisses ; il regarde de travers, et plus tristement que coutume ; il mord également bestes et gens, tant domestiques et familiers qu'estrangers, et ne connoist aucunement son maistre, ny la maison où il a esté nourri, parce que l'humeur mélancholique lui trouble tous les sens. Ce qui advient pareillement aux hommes qui sont vexés de telle humeur mélancholique car ils tuent quelquefois leurs pères, mères, femmes ou enfants et souventes fois eux-mêmes. »

Ainsi que les écrivains précédents, Ambroise Paré, insiste sur le caractère bénin de ces morsures pendant les premiers temps qui suivent l'accident ; lorsque la rage déclarée se manifeste, la plaie subirait des modifications considérables. Elle se rouvre, s'enflamme et devient le siège d'une douleur extrême. C'est là une exagération d'une idée déjà émise par les anciens, les Arabes et surtout par Salius Diversus, qu'au moment où le mal éclate, la partie mordue devient très douloureuse. Ce phénomène qui se rencontre quelquefois, fait du reste le plus souvent défaut. Pour savoir si la morsure est bien celle d'un animal enragé, diagnostic dont l'importance est capitale pour le traitement prophylactique, Ambroise Paré réédite la vieille histoire de la noix ou du pain appliqué sur la blessure et donné à un chien ou à une poule ; si l'animal ou si le volatile n'en sont pas indisposés et s'en emparent volontiers, on peut abandonner toute crainte. Voici du reste comment l'auteur s'est exprimé sur ce sujet.

CHAPITRE XVII. — *Les signes pour connoistre un homme avoir esté mordu d'un chien enragé.*

Il est fort difficile de connoistre du commencement quand quelqu'un a esté mordu d'un chien enragé ou non, parce que la playe faite par la morsure n'afflige au commencement le malade non plus qu'une autre playe, au contraire de celles qui sont faites par morsures ou piqueures des autres bestes venimeuses, car subitement on y sent une extresme douleur, et la partie s'enflamme et enfle, et surviennent grands et divers accidents, suivant la diversité de la malignité du venin, comme nous dirons cy après. Dont nous conclurons que le venin fait par la rage ne se monstre pas au commencement, et qu'il n'ait premièrement saisi et altéré les parties nobles.

Parquoy si on doute au commencement que la morsure ne fust faite d'un chien enragé, on la pourra véritablement connoistre en mouillant du pain au sang ou en la sanie de la playe, que l'on donnera à un chien affamé, et s'il le refuse à manger, mesmes qu'il desdaigne de le fleurer, cela démontre que la playe est faite d'un chien enragé ; au contraire s'il le mange il n'estait point enragé.

D'avantage, plusieurs ont escrit que si on donne le pain ainsi trempé à une poulaille, et qu'elle le mange, elle mourra dans un jour ou environ, si le chien estait enragé. Mais pour certain icy fait telle expérience, et sçavais véritablement que le chien estait enragé par les signes prédits ; toutefois les poulailles ne mouraient point après avoir mangé dudit pain. Pourquoy l'épreuve du pain donné aux chiens est plus certain, pour ce qu'ils ont un sentiment exquis de fleurer naturellement, qui fait qu'ils sentent l'odeur du sang ou sanie de la playe faite d'un chien enragé et pour ce aucunement n'y touchent. »

Les symptômes de la rage chez l'homme sont exposés avec beaucoup de détail, et divisés d'une façon plus ou moins avouée en deux grandes catégories dont la première renferme les phénomènes prodromiques et la seconde les troubles qui caractérisent la rage déclarée. Le malade devient mélancolique, il a des cauchemars, on remarque que son caractère est plus irritable. Ambroise Paré croit que, dans la deuxième période, la raison est entièrement perdue, erreur contre laquelle s'était élevé Salius Diversus. Le délire est engendré par les vapeurs et fumées mélancoliques. En même temps se produisent des mouvements et tressaillements involontaires, la soif est intolérable, la bouche et le gosier secs et arides, le visage et tout le corps sont recouverts d'une chaleur intense, due à l'extrême siccité des tissus, qui a déterminé une sorte d'inflammation générale. Les hallucinations visuelles mentionnées par Rufus et les Arabes ne sont pas oubliées. Bref le malheureux enragé faute de manger et de boire, meurt vaincu par la douleur et les tourments qu'il a endurés. Le tout est entremêlé de considérations transcendantales empruntées au plus pur galénisme et sur lequel se voient sur le fait ces conceptions sublimes, mais un peu chimériques auxquelles se livreraient si volontiers les docteurs régents de la docte Faculté de Paris. Certes Ambroise Paré n'avait pas tiré de son propre fonds ces idées nuageuses qui donnent un aspect si archaïque au morceau qui va suivre.

CHAPITRE XVIII. — *Des accidents qui viennent à ceux auxquels le venin du chien enragé a commencé d'être imprimé aux parties molles.*

Au commencement, le malade devient fort pensif et murmure entre ses dents : il répond sans propos et devient cholère plus que de coutume ; il pense voir en dormant une infinité de choses fantastiques et finalement dans une maladie nommée du grec hydrophobia, c'est-à-dire crainte d'eau.

Puis après que le virus s'est davantage augmenté et a jà du tout changé l'économie ou harmonie des parties mobiles; alors la vertu imaginative, et toute raison et mémoire et autres sens se perdent; et par conséquent le malade devient fol et insensé, et ne connoist aucunement ses familiers amis et domestiques, et se deschire et esgratigne, et mord soy-même et les premiers venus qu'il peut attraper : qui se fait à cause des vapeurs et fumées mélancoliques qui montent au cerveau, et altèrent et corrompent le tempérament d'iceluy, pourquoy la raison est perdue, ensemble tous les autres sens, dont le pauvre malade est incité à courroux et à mordre. Semblablement il a souvent des mouvements et tressaillements involontaires, et contractions de nerfs ; qui se fait à cause de la siccité véhémente, provenant du venin chaud et sec, qui blesse le tempérament des nerfs qui sont disséminés ès muscles, et aussi qui leur consomme l'humidité substantifique.

Pareillement le patient a une grande sécheresse en la bouche, et la langue aride et seiche, avec une soif intolérable, toutefois sans appétit de boire, pourtant que desjà son corps a pris une affection contraire à ses actions naturelles dont il advient qu'il ne désire les choses qui naturellement apaisent la soif. Plus il a la face et les yeux rouges et grandement enflambés, et pareillement tout le corps, à cause de l'extrême siccité et chaleur provenant du virus vénéneux et malin. Il imagine qu'il voit et vit des chiens, et veut pareillement japer et mordre, qui se fait parce que le venin du chien enragé change et altère toute la température de l'homme en toute sa complexion et similitude ; en sorte que tous ses sens, pensées, paroles et visions, et généralement toutes ses actions sont dépravées par l'humeur mélancholique et vénéneuse espandus ès ventricules du cerveau, lequel leur change l'esprit, tellement que le malade pense voir et ouïr des chiens, voire croit lui-même être chien, duquel aussi il ensuit la voix enrouée, parce qu'il jape, aboie, crie et hurle comme les chiens, sans honte et respect de son honneur, au grand épouvantement de ceux qui sont présents et qui l'oyent. L'encoüence vient par la sécheresse, qui a desséché la trachée-artère et les instruments de la voix. Il fuit grandement la lumière, à cause que l'humeur mélancolique, qui est obscure et ténébreuse, est contraire à icelle qui fait que le malade désire les ténèbres, qui luy sont semblables. Il craint aussi à voir l'eau (encore que ce soit un remède fort utile pour rafraichir son extrème chaleur et siccité), ou quand il regarde en un miroir, il luy est advis et imagine qu'il voit des chiens et que ce souvenir lui fait avoir ceste crainte. Pour ceste cause il craint l'eau, et toutes choses transparentes et luisantes, ayant quelque reverbération, et quand il les voit, il crie et tremble, de peur d'estre encore mordu, dont vient qu'il tombe, et se veautre en terre pour se cuider couvrir d'icelle. Et telle chose se fait à cause que les vapeurs altérées et corrompues pénètrent par les yeux et estant parvenues à l'eau ou miroir, et autres corps semblables, par leur reverbération luy représentent des choses.

Or, ils disent que celui qui est mordu d'un chien enragé, s'imagine toujours voir le chien duquel il a été mordu, la crainte duquel lui fait ainsi fuir et craindre l'eau. Autres disent cela advenir, à cause que par la rage, le corps tombe en une extrème siccité, qui le fait fuir l'humidité comme son contraire. Rufus dit que la rage est une espèce de maladie mélancholique. Or, nous scavons être chose propre à tous mélancholiques, d'avoir quelque chose en crainte, par l'Aphorisme vingt-cinquième de la section sixième : mais principalement, ils craignent toutes choses luisantes comme l'eau, les miroirs, à cause qu'ils cherchent les ténèbres, pour ce qu'à icelles les invitent leur humeur noire, obscure et ténébreuse.

Il y a une sueur froide, et sort de l'ulcère un virus sscumeuse, fétide, virulent et érugineux, c'est-à-dire couleur de vieil airain ; qui advient par l'extrème chaleur et acuité de l'acrimonie du virus adhérent en la partie, laquelle fait ébullition et pour-

riture. Aussi on trouve l'ulcère quelquefois aride et sec.
L'urine est le plus souvent claire et subtile, à cause
que les collutoire des reins sont fort resserrés et estres-
sis, pour la chaleur et siccité du venin, aussi quelquefois est fort épaisse et noire, qui se fait à cause que
la vertu expultrice chasse tant qu'elle peut par les
urines.

Palmarius ou plutôt Jean Paulmier de Gentemesnil,
dans sa dissertation sur la rage a fait preuve d'une
érudition très vaste mais de bien peu d'esprit critique,
car il accepte sans hésiter les suppositions les moins
vraisemblables. Si l'on en croît Palmarius, la rage aurait été fréquente en France pendant l'époque où il vivait.
Il paraît que les loups enragés exerçaient de grands
ravages. Ces animaux sortaient des bois et se précipi-
taient sur les animaux domestiques et les hommes
qu'ils rencontraient. Bien peu échappaient à la mort
après avoir été mordus.

L'auteur reste monogéniste probablement à cause de
Galien. Il n'admet pas que la rage puisse se développer en dehors du chien, du loup et des renards, c'est-
à-dire l'espèce canine, mais, dit-il, le virus rabique est
si puissant qu'il peut par transmission infecter n'importe qu'il être vivant. Ses idées étiologiques sont une
sorte de compromis entre les théories humorales et
pythogéniques. Qu'on en juge plutôt : « Canis autem
alias sponte intimoque vitio, alias alterius canis rabiosi
demorsus, interdum devorata animalis rabie aut peste
demortui, aut putridi, aut fulmine percussi, aut vene-
nato morsu interfecti carne, nonnunquam et aquarum

fœtidarum potù et salsarum acrium et calidorum ciba-
rum esu, furorem concepit. » Mais tout cela ne suffi-
rait pas s'il n'y avait point chez le chien un tempérament spécial, de nature bilieuse qui le prédispose singulièrement à l'éclosion du mal. Palmarius affirme que
la rage est plus fréquente au moment de la canicule,
mais cependant on en rencontrerait des cas pendant
l'hiver et les autres saisons.

Ce qu'il dit de la rage canine est emprunté le plus
souvent aux écrits de ses prédécesseurs. Cependant
il a eu le mérite de signaler les rémissions pendant
lesquelles l'animal reste muet et somnolent. « In remis-
sione mutus fere et veluti somnolentus extitit. » La
rage se transmet à l'homme dans la majorité des
cas par morsure, mais le contact simple est très
suspect, et à ce sujet il raconte l'histoire restée célèbre
du paysan qui donna la rage à ses enfants en les
embrassant avant de mourir. « Cum enim rusticus
quidam rabie percussus, furiisque agitatus se e vivis
breve migrandum intelligeret, adsistentes qui cum
vinculis constrictum tenebant, in furoris intermissione
obnixe rogavit, ut quos mox deserturus esset liberos,
sibi deosculari liceret, quod cum ei fuisset concessum,
liberisque oscula libasset, præfocatus est; sed ecce
septimo post die liberi eodem morbo correpti, iis-
demque cruciatibus torti, brevi miserrimam vitam cum
morte commutaverunt. » Il a vu pareillement des
chevaux et des brebis mourir enragés pour avoir
couché sur la litière qu'avaient souillée avant de succomber des cochons infectés par le virus rabique,

Les viandes des animaux morts de la rage peuvent
aussi transmettre la maladie. Les signes avant-cou-
reurs du terrible mal sont dépeints d'après Cœlius
Aurélianus. Quand la rage est déclarée elle évolue
très rapidement sans rémission aucune et elle est marquée surtout par l'hydrophobie et des accès convulsifs
qui surviennent principalement à la vue de l'eau ou
d'un miroir. La force que les malades déploient pour
se délivrer de leurs liens est extraordinaire. Palmarius, tout en rappelant les explications que ses prédécesseurs ont données de l'hydrophobie ne peut s'empêcher de dire que la cause en est bien difficile à
comprendre : « cæcam et inexprimabilem hydrophœbiæ
causam dixerimus ». Le reste de la dissertation est
consacrée au traitement, dont nous dirons quelques
mots parce que Palmarius ne s'est point contenté de
la thérapeutique traditionnelle de la rage, il a interrogé ses contemporains et principalement les grands
veneurs de la cour, l'un deux, Jean-Sylvain de Peyron,
lui a donné une recette qui est restée longtemps
fameuse : « A foliorum rutæ, verbenæ, salitæ minoris,
plantaginis foliorum polypodi, absinthi vulgaris,
menthæ, artemisiæ, melissophyti, betoni hæy, perici,
centauriæ minoris, singulorum æquale pondus, legun-
tur singula quo tempore viribus pollent maximis quod
ad Junii fere plenilunam in hoc galliæ brachii esse
quintum. » On sèche dans le papier et on renouvelle
la drogue chaque année. »

Baccius, dans son *Traité de venenis et antidotis* a
consacré un chapitre assez insignifiant du reste à la

rage. Comme Salius Diversus, il s'élève contre la théorie monogéniste de Galien. Les animaux autres que le chien et l'homme lui-même peuvent contracter cette maladie spontanément : « Immo observatum est a posteris auctoribus quod et vulpes mustelæ, mortiles dictæ simiæ rabie tentantur adde et *catos* frequenter et ut ego visus sum et *gallum* vidi rabie affectum triduo interemisse hominem ». C'est la seconde fois que la maladie est admise d'une façon formelle chez les gallinacés. Comme Fracastor et Mercuriali, il croit qu'une faute de texte a fait dire à Aristote que la rage ne pouvait point se transmettre à l'homme, et il admet la leçon de Leonicenus. Ainsi que Salius il insiste sur l'origine pythogénique du mal. Il trouve du reste moyen de concilier ce facteur étiologique avec l'ancienne théorie humorale : « In causis his procartalicis adducunt et inediam qua preducuntur canes rabiem præsertim cum cadaverum ac putridas devorant carnes, quia hæc maxime atrabilarum gignunt humorem, primum insaniæ fundamentum. » Les eaux corrompues ont aussi une influence des plus manifestes. Toutes ces causes sont exceptionnellement favorisées par le tempérament chaud et sec du chien, sans cela elles ne produiraient point chez lui cette terrible affection. Salius Diversus avait déjà dit la même chose, ainsi que bien d'autres avant lui. Du reste Baccius ne peut s'empêcher de dire : « Dubium non est in his maximis præsertim affectibus, quiddam esse divinas et occultas concurere causas ». Nous n'insisterons pas sur ce qui suit car la symptomatologie, tout comme le traitement n'offrent rien de nouveau ; il sont entièrement calqués sur les descriptions des médecins grecs et arabes.

Marcellus Donatus, Amatus Lusitanos, Forestus, Schenkius se sont bornés le plus souvent à compiler les auteurs qui les ont précédés. Ils n'offrent d'intérêt que par les documents qu'ils citent et qui du reste sont en très grand nombre.

Fabrice de Hilden s'est borné le plus souvent, comme les auteurs dont nous venons de parler, à compulser les travaux précédents ; cependant il se montre parfois un peu plus personnel ; aussi croyons-nous devoir dire quelques mots de sa dissertation sur la rage qui est dédiée à Roscius de Lausanne : (1re centurie observation LXXXVI et suivantes). Comme Palmarius il se montre beaucoup trop disposé à accepter les racontars qui couraient sur cette affection. C'est ainsi qu'il admet qu'on peut contracter le mal en disséquant un animal qui a succombé à ce mal. « Johannes Pierius Valerianus refert eos qui canem rabie laborantem dissecuerunt ea affetos exhalatione contagionis cum efficacitatem expertos fuisse. »

Lui aussi croit que le contact simple suffit à transmettre l'affection, et a ce sujet il raconte une histoire qui fait pendant à celle de Cœlius Aurelianus, d'autant plus que dans les deux cas les circonstances sont à peu près les mêmes.

« In via obviam venit ei canis rabiosus, qui vestem ejus dentibus arripiens huc et illuc trahebat donec tandem veste lacerata cute tamen mulieris illœsa et

Intacta canis aufugit. Illa vero nescia canem rabiosum fuisse, laceratam vestem filo (post sarcinatria factitare solent) dentibus abasso resarcere cœpit. Unde nullum quidem per tres menses sensit dolorem. Postea vero sensim melancholica facta una imaginationibus et visionibus horribilibus et pavoribus agitari cœpit et paulo post aquam et vinum odisse et quid pejus est instar canum latrare, domesticis non agnoscere, dentibus arripere atque modo hunc modo illum mordere tentans, donec tandem in ea miseria animam efflaret. »

Voici les parties atteintes par la rage : « Venenum hoc universam complexionem ac molem humorum in complexionem habere, ac omnes partes principes invadere, symptomata quæ inde sequuntur, satis superque testantur. Cerebrum cum in primis a veneno occupari, furor et insania denotant. Quandoquidem spiritus animomales aliis subtiliores primo offenduntur. Postea quoque in corde et hepate summam intemperitiem acridam et siccam exoriri typothymia incendin febris ardor linguæ sitis vehemens, anxietate, inquietudinis hujusmodi symptomata denotant. Hinc certum excrementes et salivam pœcipue (quæ in canibus rabiosis partim cerebri partem pulmonis excrementum est) venenosam esse. » La force du venin est telle qu'elle est incompréhensible, les plaies les plus légères se terminent par la mort. « Nonne Baldus eximius ille jurisconsultus a caniculo suo in labris morsus, neglecto morsu post quatuor rabidus periit menses. » Il raconte ensuite une égratignure de chat enragé devenue mortelle. « Alterum exemplum fiat de Juvene quidem vigenti annos nato

Daniel Veron nomine. In superioris œstatis tempore mensis, a fele rabioso scalpturam in dextro pulice accepit ut epidermis vix offensa fuit. » Le jeune homme ne sachant pas la nature du mal, la négligea, puis au mois de mars elle se déclara. Enfin nous transcrivons ce qu'il a dit sur le traitement.

Morsus canis curatio. — Primo morsum scalpello scirificetur, cucurbitulamque cum largiori flammâ apposui et quantum fieri potui, sanguinem extraxi Deinde totum brachium posca, in qua dissoluta erat theriaca porumque salis marini, ablui. Saliva enim canis rabidi in parte aliquæ cutis exsiccata, nisi mature et diligenter abluta, et non abluta fuerit, rabiem excitare admonitor potens est. Postea cauterio actuali morsum undique ac profunde inuritur. Hic monitos velim tyrones chirurgos, ut diligenter prospiciant ne nimis leniter et superficialiter inurant hujusmodi morsus, sic ut potius in excessu, quam in defectu peccent. Quum enim morbus sit extremus, extremum quoque requirit remedium. Experten loquor. Folia enim Sebastiani Cuitinesi (cujus antea memini) frustra passa est cauterim ab empirica vetula adhibitum, quod non satis profunde impressum fuisset taducter itaque atque satis alti, si pars affecta consentit, imprimendum est cauterium, admodum ardens, ut Galeni verbis utar, quandoquidum ex leni applicatione cauterii, duo sequuntur incommoda. Non enim satis consumitur virus illud, atque malignitas a cane relicta, mature minis coalescit ulcus,

Hinc remanit portio aliqua veneni in parte affecta, tadem serpento ad partes principes pervenit, easque in penirciem trahit.

Telles que nous venons de les étudier chez les différents auteurs de la renaissance, on ne peut point dire que malgré leur étroite analogie avec celle des âges précédents, les notions que le xvi⁰ siècle a possédées sur la rage soient cependant identiques à celles qu'on retrouve chez les médecins grecs ou chez les Arabes. Comme nous l'avons dit au début de ce chapitre, il y a progrès sur bien des points et on commence à agiter sérieusement des questions qui ne faisaient que se poser auparavant. Ainsi la théorie humorale dont Salius a fait si complètement justice cède peu à peu devant les conceptions pythogéniques. Et les hypothèses qui sont fondées sur un contage né de la putréfaction ou plutôt de la pourriture au lieu d'être cité à titre de fait accessoire comme chez Avicenne deviennent presque le facteur morbide principal. L'influence de la prédisposition sert à expliquer ces cas bien connus des morsures restées sans effets nuisibles sur l'organisme humain. C'est là l'explication donnée par Fracastor. Salius Diversus aime mieux invoquer un degré de virulence variable, la bave rabique. Ainsi sont déjà posées l'une devant l'autre les deux théories qui expliquent l'immunité dans certaines circonstances, la faiblesse du contage ou la résistance de l'organisme. Malheureusement certains esprits aventureux trouvant sans doute les raisons que nous venons d'indiquer trop simples, inventèrent l'hypothèse chimérique suivante. Ils imaginèrent que la rage ne pouvait se transmettre que par la morsure d'une dent sur laquelle le venin du mal rabique se porterait exclusivement. Les traumatismes déterminés par les autres dents ne seraient point dangereuses. Voici, en effet, ce que dit sur ce sujet Nicolas de Florence. « Certains, dit-il, ont pensé que chez les animaux enragés, le venin se localise à une dent seulement des mâchoires, si la morsure est déterminée par cette dent, la rage est transmise, mais il n'en est pas de même quand il s'agit des autres dents. Ils disent que l'expérience prouve la vérité de ce qu'ils avancent car parmi ceux qui sont mordus, les uns contractent la rage, lus autres restent indemnes (Nicolaus Florentinis, sermo IV, Tractatus IV, Chap. IV) Niphus est non moins affirmatif, ces observations « est animalia quædam a cani rabido morsa, in rabiem non incidissé. In causa est quinam ut rabies, exitetur, canem eo solum dente vel no dentibus, mordere oportet, quibus vis inest, veneni neque enim æquum omnibus inest. » Les doctrines polygéniques un moment contrebalancées par l'autorité de Galien semblent prendre un essor irrésistible dont nous avons révélé plus haut les causes et que justifiait jusqu'à un certain point l'origine parfois si mystérieuse de la rage, prêtant aux suppositions les plus variées en dépit de l'enquête la mieux conduite. S'il y avait des discussions à propos des autres animaux, malgré que l'opinion de Cœlius Aurélianus gagne de plus en plus du terrain, celles-ci n'existaient point pour le loup et le renard. Les galénistes les plus fervents n'osaient, sur ce point,

se séparer de l'opinion générale. On avait même été
frappé par la gravité toute spéciale des morsures que
déterminent les loups enragés. Mais au lieu d'en donner une explication facile et raisonnable à trouver, on
aima mieux inventer une hypothèse qui satisfît davantage le goût du merveilleux. Charles Etienne soutint
dans son traité sur l'agriculture (lib. VII, chap. 1), qu'il
n'était point étonnant que les morsures même d'un
loup indemne de la rage fussent si dangereuses, car,
dit-il, j'ai trouvé à plusieurs reprises dans les reins de
vieux loups, des serpents de grosseur variable et d'une
vénosité telle qu'elles font périr l'animal qui les porte,
non sans avoir communiqué au préalable à toute son
économie, une virulence très marquée. Cette étrange
histoire est rapportée avec le plus grand sérieux, par
Jean Bauhin, dans son traité sur la rage du loup, et
par Jean de Clamorgan de Slane, qui avait composé
un ouvrage pour démontrer la nature tout spécialement
vénéneuse du loup. Cette idée, que la rage peut naître
spontanément chez des animaux très voisins du chien
ainsi que le fait remarquer Palmarius, n'avait rien que
de très acceptable, mais il n'en était plus de même
quand Baccius et bien d'autres se permettent d'affirmer qu'un coq furieux peut, par les blessures qu'il
détermine avec son bec, déterminer l'éclosion du mal.
On accuse plus justement le chat que les anciens n'a-
vaient guère incriminé de propager fréquemment
l'affreux mal dans l'espèce humaine. Amatus Lusitanus
parle d'une chatte enragée qui communiqua la rage à
ses maîtres. Baccius raconte dans son traité des mala-

dies pestilentielles qu'une chatte atteinte de cette affection, mordit un marchand thessalien et plusieurs domestiques. Tous succombèrent, et à ce propos il rappelle l'épithaphe qu'il composa pour un pauvre Espagnol mort de la même façon, pour le dédommager sans doute de n'avoir pu le guérir. « Hospes disce nomen mortis genus improba felis dum trahitur digitum, mordet et intereo », Fabrice de Hilden rapporte qu'un chat enragé ayant égratigné un jeune homme de 24 ans, au pouce, celui-ci fut pris quelque temps après d'une hydrophobie mortelle. Eustachius Rudius, Voleriola Fernel partagent aussi l'avis de Salius Diversus, c'est-à-dire qu'ils sont polygénistes. Quelques-uns cherchant à ménager les deux camps, disent que les animaux autres que le chien, le loup et le renard peuvent bien présenter des symptômes analogues à l'affreuse maladie rabique, mais ce n'est pas de la rage véritable et elle n'est pas contagieuse. Fracastor, bien inspiré par la nature visqueuse et grossière qu'il attribuait au virus de la rage, avait admis que celui-ci ne pouvait pénétrer dans l'organisme que par une solution de continuité. Mais cette opinion était trop en désaccord avec les craintes du vulgaire et aussi, il faut le dire, des idées traditionnelles pour être adoptée. Bien au contraire, on peut dire que toutes les erreurs que Cœlius Aurélianus a émises sur le mode de contagion de la rage ont été acceptées et soutenues par la plupart des auteurs de la renaissance.

C'est ainsi qu'on continue à penser que le simple contact suffit à transmettre le mal et pour le prouver, les écrivains les plus sérieux n'hésitaient point à rapporter les racontars les plus étranges ne se demandant même pas si la présence d'une écorchure évoquée déjà par Sallus Diversus en pareille occurrence n'expliquait pas tout simplement l'anomalie apparente du mécanisme de l'infection. Les exemples de rage transmise par simple embrassement, ne manquent point dans les œuvres de cette époque. Nous fûmes appelés, dit Cardan, auprès d'un noble vénitien nommé Alexandre Brasca qui était atteint d'hydrophobie. Nous recherchâmes avec les autres médecins quelle avait pu être la source du mal. L'entourage nous apprit qu'Alexandre Brasca avait embrassé un petit chien enragé qu'il aimait beaucoup, avant de l'envoyer à la mort. Il résulte de cette observation que la bave rabique peut être très maligne quand elle est absorbée par les parties internes de l'organisme (Cardan, *contradictoria*, ix Tract, V, lib.) Fabrice de Hilden, rapporte aussi que le célèbre jurisconsulte Baldus succomba à la rage pour avoir eu l'imprudence d'embrasser sa petite chienne favorite avant de la faire abattre. Mais l'histoire de ce genre qui fit le plus de bruit est celle de Palmarius. « Un paysan, dit-il, atteint de la rage, et éprouvant déjà toute la violence du mal, comprit qu'il allait bientôt périr et supplia ceux qui le maintenaient lié pour l'empêcher de nuire, de lui permettre avant de rendre le dernier soupir, d'embrasser ses enfants, ce qu'on lui accorda et il mourut immédiatement après dans un accès. Or, sept jours après, les enfants de cet homme furent pris du même mal qui les emporta après bien des souffrances. »

Le contact de la bave sur la main était regardé comme presque aussi dangereux que le contact sur les lèvres. Mathiole commentant le chapitre que Dioscoride a consacré à la rage (titre VI, chap. xxxvi), dit qu'il a vu deux hommes infectés par le virus pour avoir touché à l'écume d'un chien; c'est pourquoi, dit-il Avicenne avertit sérieusement ceux qui ont soin de ces malades, de ne rien manger de ce qu'ils-laissent pour ne pas s'exposer à de pareils malheurs. Fernel au contraire soutient que la salive rabique, qui a mouillé les parties nues, ne peut nuire s'il n'existe pas d'écorchures car la peau est solide et épaisse. Palmarius admet aussi qu'un virus aussi dense et aussi visqueux que celui de la lèpre, de la syphilis et de la rage ne peut pénétrer un épiderme aussi épais que celui du revêtement cutané. *Eustachius Rudius* (titre IV, ch. XII, p. 24) et Tulpius sont également de cet avis). *Tulpius observat medic. centur, I*, ch. xx).

La rage peut-elle se transmettre par la chair d'un animal dont elle a déterminé la mort? Beaucoup des auteurs de la renaissance ont répondu par l'affirmative. Fernel n'hésite pas à raconter l'histoire suivante : Un loup enragé est abattu par des chasseurs; ceux-ci commettent l'imprudence d'en cuire les chairs et de les manger. Ils contractent peu après la terrible affection qui les fit rapidement périr. Schenkius raconte un autre fait de ce genre : Dans le duché de Wurtemberg, dit-il, en 1535, un hôtelier fit manger à ses hôtes la chair d'un porc ayant succombé à la rage : Ceux-ci ne se doutant de rien, y firent honneur, mais bientôt devenus enragés à leur tour, ils se déchirèrent à belles dents.

Certains allaient jusqu'à dire que la rage pouvait se transmettre par l'haleine du chien. De ce nombre étaient Cardan et Fonseca, (privileg. X).

L'origine spontanée de la rage dans l'organisme humain, déjà admise par Cœlius Aurélianus fut énergiquement défendue par Salius Diversus. Comme nous l'avons dit à propos de l'auteur méthodiste, on ne peut nier que certains troubles graves du système nerveux puissent simuler non seulement l'hydrophobie, mais encore bien d'autres symptômes de la rage, de telle sorte que le diagostic resterait souvent hésitant s'il n'y avait point le plus souvent un anamnestique caractéristique, la morsure par un animal suspect. Les auteurs de la renaissance pas plus que la majorité des anciens ne se souciaient d'établir les caractères différentiels qui séparent ces affections en apparence similaires. Seul Cœlius Aurélianus avait fait un effort dans ce sens, mais son exemple n'avait pas été suivi et d'ailleurs, le symptôme hydrophobre n'avait point encore été signalé dans d'autres affections que la rage : Sa présence paraissait donc suffisante pour assurer le diagnostic. Les idées de Salius Diversus, le développement spontané de l'hydrophobie chez l'homme furent admises par Eustachius Rudius, Marcellus, Donatus, Ponzetti, etc. Cette question se posera avec plus d'acuité, encore aux xviie et xviiie siècles, où l'on essayera de dépouiller l'hydrophobie de sa valeur pathognomonique.

Les lésions anatomiques de la rage commençaient

à préoccuper l'attention. Capivaccius qui avait fait l'autopsie d'un moine mort de cette maladie, reconnut que le pericarde était d'une remarquable sécheresse et qu'en certains endroits il paraissait même calciné ; les cavités cardiaques desséchées ne renfermaient presque point de sang. On s'empara de cette relation fantaisiste avec d'autant plus de convictions qu'elle cadrait fort bien avec les idées que l'on se faisait de la sécheresse extrême de l'économie dans le cours de la rage. La nécessité de l'incubation s'expliquait parfaitement avec les idées qu'avait émises Fracastor. Ce grand médecin, un des prédécesseurs de Pasteur, avait soutenu, comme nous l'avons dit plus haut, que l'agent des maladies contagieuses est de nature vivante. Ce sont des espèces de petites graines (seminaria), qui pénètrent dans l'organisme et y déterminent au bout d'un certain temps nécessaire à leur développement, les caractères typiques de l'affection, dont ils sont les germes. Du reste, les médecins de la renaissance commençaient à être mieux accoutumés à ces périodes latentes que présentent presque toutes les maladies infectieuses : La peste, la variole, la rougeole et la scarlatine plus mal connues, les avaient familiarisées avec ce phénomène. On savait que si dans la moyenne des cas sa durée atteint quarante jours, il y avait des exceptions nombreuses en deçà et en delà, quelques auteurs même, à l'exemple de Mathiole, croyaient que la rage pouvait rester ainsi à l'état larve pendant plusieurs années consécutives.

La description de la rage canine ne fit pas de progrès sérieux ; on se contenta de copier les Arabes qui avaient été sur ce point des modèles bien difficiles à surpasser. Mais il n'en fut pas tout à fait de même pour la rage humaine. Salius Diversus bien qu'il soit plein de respect pour les anciens, n'hésite pas à les contredire sur différents points de grande importance. Ainsi il nia que le délire, les convulsions et la fièvre soient des phénomènes constants. On attachait beaucoup d'importance aux phénomènes qui se passaient du côté de l'endroit mordu et dont on exagérait singulièrement la fréquence. Salius Diversus croit que le premier symptôme de la rage déclaré est une douleur qui part de la morsure pour se généraliser ensuite dans tout le corps. La tendance de l'homme enragé à mordre n'était même point discutée. Jean-Baptiste Codrunchi rapporta à ce sujet l'observation suivante ; Un malheureux atteint de la rage avait été lié à son lit avec des cordes, pendant le sommeil de ses gardiens il arriva à rompre ses liens, et se précipita sur ceux qui se trouvaient dans la chambre. Il les mordit cruellement et il ajoute : « Ili post duas horas rabidores facti, conclusi in domo mutualiter se dilacerabant tandem latratu ingenti et delirio peracti intra duos dies omnes occubuere. »

On était si persuadé de la transformation profonde qu'imprimait le mal à toute l'économie et de la ressemblance qu'elle lui donnait avec celle du chien, que Nicolas de Florence n'avait pas honte de raconter l'histoire suivante : « J'ai connu, dit-il, un homme qui avait été mordu par un chien enragé, il ne prit aucun soin prophylactique. Tout se passa bien jusqu'au 15 octobre, ce jour-là il se mit à quatre pattes en arrière de son épouse et commença à aboyer contre elle. Celle-ci, lui ayant fait des reproches, il se redressa en ricanant, mais recommença cette manœuvre à plusieurs reprises dans le courant de la journée. Il perdit entièrement la raison et mourut quarante jours après la morsure. (Nicolaus Florentinus, sermo IV, tractatus IV, capitulum, xv).

Le pronostic de la rage, déclarée était généralement considéré comme mortel. Valeriola (lib. III, obs. III) raconte que Florizo Porcelleti aurait guéri un jeune homme de 16 ans, fils du seigneur de Fos, qui avait présenté peu après une morsure suspecte, de la répugnance très marquée pour tout liquide. Amatus Lusitanus aurait guéri de même un enfant de douze ans, mordu à la cuisse par un chien enragé.

Beaucoup du reste croyaient que la rage même, lorsqu'elle ne détermine point la mort, laisse des traces durables de son passage et amène des troubles nerveux persistants. Fabrice de Hilden admettait que cette affection peut, dans certains cas, revêtir un caractère intermittent et revenir à époques fixes.

Le traitement n'offre rien de bien spécial. On avait inventé plusieurs spécifiques dont le plus célèbre est celui de Palmarius. En fait de caustique, Ambroise Paré les déclare tous excellents, sauf ceux dans lesquels il entre de l'arsenic et du mercure.

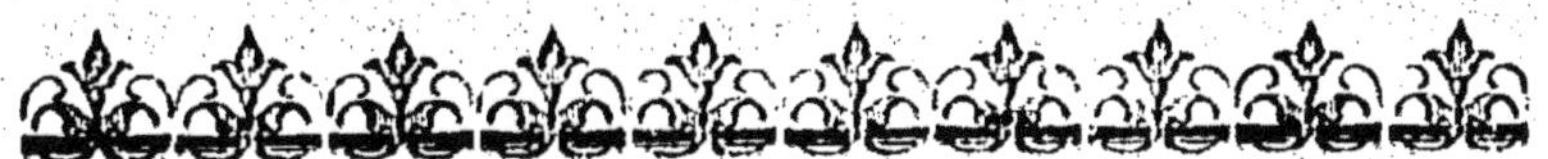

CHAPITRE III

XVIIe SIÈCLE

État stationnaire pendant le xviie siècle. — Zacutus Lusitanus. — Sepulchretum de Bonnet. — Aromatorius. — Martin Lister. — Mead.

Au grand élan du xvie siècle, si profitable à l'étude de la rage comme à tout le reste, succéda une période stationnaire en quelque sorte où les progrès semblèrent s'arrêter, et où il parut qu'on piétinait sur place. Cela surprend au premier abord quand on songe que ce grand siècle est aussi célèbre par ses conquêtes scientifiques, que par l'éclat de sa littérature. C'est durant cette période que Bacon et Descartes posent en quelque sorte les fondements de la science moderne, et

que Newton découvre l'attraction universelle. Il semble
que la médecine aurait dû profiter du nouvel esprit
qui produisait autre part de si heureux effets. Mais on
ne réfléchit pas que par cela même que la médecine
était très ancienne, elle était empêchée dans des traditions dans des concepts dont il sera bien difficile de
la délivrer. On ne pouvait point édifier sur une table
rase ; il fallait tenir compte des idées émises autrefois
par des esprits éminents, et qui semblaient parfois
s'appuyer sur des raisons très plausibles. Pour renverser
celle-ci, il fallait les remplacer par des conceptions
que seule pouvait donner l'étude attentive d'un grand
nombre de faits expliqués et éclairés par les moyens
d'investigation que nous possédons aujourd'hui. Du
reste, deux œuvres de cette époque tranchent sur
la banalité universelle ; dans l'une, on restaure l'ancienne théorie angineuse de la rage, dans l'autre
on explique, d'une manière ingénieuse, la rage chez
le chien, la venenosité de la salive et qui mieux
encore fait ressortir l'importance du siège de la morsure. Mais ce n'est pas à ce que *Zaculus Lusitanus*
nous a laissé sur la rage, qu'on peut reconnaître le
mérite de la nouveauté ou même de l'esprit critique.
Il s'est borné à rapporter les opinions diverses qui
avaient été émises avant lui sur l'étiologie de la rage.
Il croit encore que le simple contact suffit à communiquer la rage, et pour le prouver, il raconte qu'une
femme de qualité tomba malade et sembla d'abord
atteinte d'une fièvre bilieuse. Au neuvième jour de la
maladie, apparut de la répulsion pour les liquides.

Le médecin traitant mit ce symptôme sur le compte d'un dérangement d'esprit, et ne s'en inquiéta pas davantage. On fit appeler Zacutus Lusitanus qui reconnut la rage. Il fit son enquête et apprit que cette femme avait embrassé en pleurant une petite chienne qu'elle aimait beaucoup, et qui était sur le point de succomber à l'affection rabique. « Hi confessi sunt ipsam a multo tempore rabidum canem jam suffocatum, quem, in deliciis habebat ter lacrymans osculasse, et sic septimo die rabie immani percuta, furiisque, agitata e vita migravit. » Zacutus ne se demande pas une minute, s'il n'existait pas auparavant une écorchure qui avait permis au virus rabique de pénétrer dans l'organisme : la chose lui parait toute naturelle ; n'a-t-elle pas été affirmée par de nombreux auteurs du plus grand mérite ; c'est à cet écrivain que nous devons aussi l'étonnante histoire qui va suivre : « Generosus vir quum forte per plateam iter ageret ecce oborto tumultu adipiciens retro vidit, canem rabiosum suffocandum quem plebei funibus devinctum deferebant vociferatione magna. Ille ut effugeret canis, morsum stans circa, illum, gladio circumfodit et eo immisso in vaginam cursum suum peregit ; ecce post OCTO ANNOS cum ira percitus, tres invaderet eos graviter gladio eodem percussit. Hi vulneribus curatis citra manifestam causam post TRES ANNOS renuere potum incœperunt. Tandem versi in rabiem furiisque agitati, misere vitam cum morte cummutarunt : » Ce n'est pas le seul exemple qu'il a vu démontrant la persistance incroyable du nerf rabique que n'arrivent pas à détruire des années d'incubation. « Novi binos pueros qui in lecto decumbentes a cato rabido in pede inguibus dilacerati post quatuor annos rabie vexati obiere. » Ces puérilités sont d'autant plus caractéristiques qu'elles proviennent d'un médecin qui n'est point du tout méprisable, et qui a fait preuve d'esprit d'observation et de sens clinique en maintes occasions, ainsi que cela résulte de la lecture du volumineux recueil qu'il nous a laissé. C'était un médecin très instruit ainsi que le prouve l'ouvrage qu'il a laissé sur l'histoire de la médecine ; c'était aussi un homme de cœur puisqu'il préféra quitter sa patrie que d'abjurer sa religion ; mais cette indépendance d'esprit qui l'honore, il ne sut pas la montrer quand il s'agissait de discuter l'autorité des anciens.

Le Sépulchretum de Bonnet qui renferme, sur les autres maladies, un si grand nombre de faits intéressants est presque muet sur la rage, et ce qu'il en dit, ne vaut guère la peine d'être rapporté. On y trouve une réfutation par Rolfinkius de la théorie angineuse qui commençait à reparaître ; cette hypothèse est fausse, dit cet auteur, car sur les cadavres ayant succombé à la rage, on n'a trouvé aucunement la gorge et l'œsophage enflammé, Rolfinkius, *dissert anat.*, lib., cap. 13. On y peut lire aussi quelques relations d'autopsies de chien enragé. On aurait trouvé dans leur cerveau, des petits vers blancs ; ces vers se retrouveraient fréquemment dans le cerveau des bœufs, des chevaux et des brebis qui présentent des troubles nerveux, du délire et du vertige, ce qu'ont appris les campagnards à leur grand dommage.

A un autre endroit, on rapporte, d'après Capivacius, que chez un moine mort de la rage, le péricarde présentait une sécheresse remarquable.

Aromatarius est plus intéressant à consulter; cet auteur est surtout connu par une petite plaquette, de quatre pages où il soutient que les plantes comme les animaux sortent d'œufs véritables qui ne sont autres que les graines.

Il renversait ainsi l'ancienne théorie scolastique de *actio et potentia*. En médecine, il n'a guère fait paraître qu'une dissertation *de rabie contagiosa* qui ne vaut pas son petit opuscule sur l'origine des plantes. Il le dédia à la comtesse d'Arundel. Aromatarius combat l'ancienne théorie humorale, c'est-à-dire le dessèche-ment de l'économie par une bile surchauffée, à l'aide d'arguments qui ne manquent pas de valeur. « Si namque rabies est calidissimum siccumque vitium spi-ritus internum cur non semper febris vel alia fortis pulsus permutatio cur tot humiditatis accidentia nari-bus et ore liquidorum aversatio cœteraque tota. »

Ce n'est pas non plus de la mélancolie comme l'ont voulu quelques-uns, car les mélancoliques que nous voyons tous les jours ne deviennent pas hydrophobes. On ne peut point dire non plus comme l'affirmait Démocrite que la rage soit un incendie des nerfs car les accidents nerveux tels que le délire, etc., sont tar-difs. Salius Diversus et son maître Eustachius Rudius penchent à admettre que la rage est due à un virus malin et pestilentiel, mais on peut faire à ces idées de graves objections et finalement Aromatarius se décide à placer le siège du mal dans la gorge, c'est-à-dire qu'il ressuscite la théorie angineuse soutenue bien des siècles auparavant par des disciples d'Asclépiade, et voici les raisons qu'il donne pour soutenir l'hypothèse qu'il vient d'émettre :

1° La rage et l'angine se rencontrent fréquemment chez le chien ;

2° Les maladies présentent des symptômes analogues, c'est-à-dire la sputation, l'hypersécrétion salivaire, la difficulté de la déglutition, la langue saillante au dehors, les yeux saillants et injectés, les aliments refluant par le nez et ne pouvant arriver à l'estomac, la sensation de strangulation, la douleur que détermine l'air frais qu'on respire ;

3° L'intensité des causes, car la rage comme l'angine sont engendrées par un excès de chaleur ou par un froid extrême. La seule différence essentielle, c'est que l'une est contagieuse et que l'autre ne l'est pas, mais ne peut-il pas se faire en un point fortement lésé de l'organisme une humeur peccante qui soit un véritable poison ?

Tous les auteurs admettent que cela peut arriver.

Comme ces disciples d'Asclépiade, Aromatarius avait bien vu l'analogie grossière qui existe entre la rage habituelle et le mal de gorge, mais il n'avait point fait attention à ce fait fondamental que le mal se reproduit toujours identique, qu'il présente une période d'incubation et qu'enfin, ainsi que l'avait parfaitement aperçu

Magnus d'Éphèse, bien d'autres organes que le pharynx et l'œsophage sont troublés dans leur fonctionnement. Pour bien comprendre les phénomènes qu'il avait assez bien observés, il faut le reconnaître, il nous a fallu l'aide de la physiologie et l'étude attentive de faits connus aujourd'hui sous le nom de paralysie bulbaire. La description qu'Aromatarius a donnée de la rage canine ne nous offre rien de bien saillant. Comme Avicenne, il a remarqué que le chien s'attaque parfois aux objets inanimés : « Obvia quœque et non prœvisa morsibus adoritur, domino non parcens *inanimata* non cognoscens. » Mais bien que les détails qu'il donne ne soient point nouveaux, ils sont exposés avec élégance et en des termes d'une brièveté remarquable, ce qui n'empêche point d'être très complet. Aromatarius admet que l'hydrophobie peut se produire spontanément chez l'homme.

Avec Aromatarius, *Martin Lister* est le plus intéressant à consulter parmi les auteurs du xviie siècle, non pas qu'il soit exempt des défauts de son époque, mais parce qu'il ne se borne point à compiler ses prédécesseurs ; il sait avoir un avis et le motiver. Lister nous apprend que de son temps, la rage en Angleterre était assez rare, ce qui est très heureux, dit-il, à cause des rapports journaliers qu'a le chien avec l'homme. C'est un monogéniste ; après avoir cité les opinions divergentes de Cœlius Aurélianus et de Salius Diversus et rappelé que l'adaptateur latin pousse un peu loin l'énumération des espèces animales qui peuvent contracter spontanément

la rage « imo ipsum gallum gallinaceum enumerat ».
Il fait remarquer que ces auteurs n'ont nullement
pensé que les symptômes dont sont atteints parfois les
animaux autres que le chien appartiennent à la rage
véritable. « Ita de aliorum animalium furore naturali
cogitandm est. Soli itaque canes rabiem infectiosam nosci
possunt..... et si contingat inquit Ardoynus,aliquod aliud
animal rabissum effici, illud accedit quia a rabido
cane *aut a morsoabipso* morsus fuerit et si absque hæ,
aliquod aliud animal videatur rabidum effici erit rabidum non vera rabie juxta galeni mentem sed dispositione quœdam simili rabiei caninæ vera; itaque et
propria rabies aliis animalibus non accidit. » Comme
on peut le prévoir après de pareilles prémisses pour
celle des animaux, Lister nie absolument la rage spontané, chez l'homme : « Apud veteres tamen quisdam
alia valuit opinio, nempe esse possibile sine manifesta
causa hanc passionem corporibus aliquando inasci. A
hœc mera eorum conjectura et ab ignorantia facti
prodita est ». Pour cet auteur, la substance peccante
est localisée uniquement dans la salive et chez un
chien enragé cette humeur devient si pernicieuse que
son contact seul peut déterminer la rage chez l'homme.
Mais pourquoi les chiens deviennent-ils seuls enragés
et pourquoi aussi leur bave devient-elle ce poison violent qui communique le mal aux êtres vivants qu'elle
a infectés ? Lister en donne des raisons ingénieuses
qui, si elles n'étaient point vraies, pouvaient passer
néanmoins pour vraisemblables. Les idées qu'il exprime
sont d'autant plus intéressantes qu'elles portent déjà

les marques de ce iatrochimisme que Boerhave devait mettre si fort en honneur. Les chiens, dit-il, ne suent pas et les principes toxiques privés de la voie cutanée ne peuvent plus s'éliminer que par la salive : « Canes fere omnium quadrupedum minime sudare etiam œstuantes et ex vehementi et duturno cursû fatigatos sed lingua valde exerta salivam magno et continuo anhelitû effundunt quam ob rem eorum salivam magis salsam acriorens esse verisimile est Maxime que si quando more aliorum animalium ægrotantes insaniunt. Imo propterea eamdem fortasse rationem omnium serpentum idest frigidorum et non sudentium animalium etiam omni tempore et sanitate integra saliva virosa est et in plerisque supra fidem septica quod nempe nullibi corporis nisi in ore ventiletur et abacredine sua purgetur ». Quant à la démonstration expérimentale de la nature de la salive, il renvoie à son traité des humeurs La salive du chien enragé est d'autant moins nocive que la maladie est à son minimum. Lister avait fait une remarque qui est bien propre à nous intéresser; il avait reconnu qu'il vaut mieux être mordu aux membres inférieurs qu'à la main ou au visage. « Deinde quid aliquid extremum membrum pes puta morsum sit cum labrum aut mamis istiusmodi infectioni opportunior esse videatur. » La description que Martin Lister a donné de la rage n'offre par contre rien de bien saillant. Il s'est inspiré surtout d'Avicennes.

Cet auteur croit d'après ce qu'on lui a rapporté que la rage peut guérir chez le chien. La description de la rage chez l'homme est copiée presque entièrement dans

Cœlius Aurélianus. L'incubation, si l'homme doit avoir la rage, ce qui n'est pas sûr même si on n'institue aucun traitement, dure en moyenne quarante jours. Lister renchérit encore sur ses prédécesseurs à propos de la nature canine qui serait inoculée à l'homme par la morsure. La mort n'est point fatale, mais le malade ne recouvre jamais entièrement la santé. « Non semper tamen hydrophobia moriuntur sed a morbo tuti esse videntur cum tamen iidem ipsi vel eorum nati insania peculiari et infectoria vituntur in plures usque generationes. » C'est ainsi que la mélancholie et la folie peuvent se propager longtemps dans d'illustres familles. Le traitement ne présente rien d'intéressant. L'arrivée des accidents serait annoncée « par une douleur à l'endroit mordu, qui peu à peu gagne silencieusement les autres parties de l'organisme. Le tableau morbide de la rage est tracé de main de maître. Mais les anciens, principalement Cœlius, nous en ont laissé d'aussi beaux modèles. Cependant, cet auteur a insisté beaucoup plus que les auteurs de la période grœco-romaine sur les spasmes du pharynx et de l'œsophage, pendant lesquels, dit-il, il ne peut pénétrer la plus petite gouttelette de liquide. Parmi tous les autres symptômes de la rage, l'horreur pour les liquides est le plus caractéristique, car il ne se retrouve pour ainsi dire jamais dans les autres affections. Mead insiste beaucoup trop sur la fréquence et sur la durée du priapisme. Vers la fin survient du délire, pendant la durée duquel le malade peut devenir dangereux à son entourage. Ce serait le plus souvent non un dérangement d'esprit transitoire, mais un véritable accès de mélancolie. La mort survient au milieu de convulsions. Méad a insisté sur l'hyperesthésie généralisée que l'on observe chez les personnes atteintes de rage. Ils ne peuvent pas supporter le moindre contact ; ils sursautent au moindre bruit ; ils ferment les yeux devant l'éclat du jour ; ils sont douloureusement impressionnés par l'air froid qu'ils respirent ; ils ont de la dysurie parfois très pénible. La force que les malades peuvent développer pendant leurs accès est incroyable. Méad insiste sur ce fait, que l'hydrophobie n'existe point au début, « le malade regarde, au contraire, l'eau avec un certain plaisir, brûlé par une soif ardente, il la convoite au contraire, mais il s'étonne bientôt de ne pas pouvoir en avaler une seule goutte ; il a beau recourir à certains artifices, tels que vases munis d'un long tuyau, rien ne lui réussit et il répond à ceux qui lui demandent la cause de ce phénomène étrange, que son gosier se resserre et il prend peur à l'idée de renouveler ses tentatives. » Comme Lister, Méad admet que la rage est due chez le chien au manque d'émonctoires. La salive se charge ainsi des principes vénéneux dont est imprégné tout le corps. Celui-ci se dessèche et s'enflamme. Dans l'autopsie qu'il fit d'un chien enragé, il a vu les méninges de l'encéphale suppurées et même ulcérées au niveau de la région orbitaire, tant est grande la siccité des tissus. Si cette salive pénètre dans l'intérieur de notre économie, elle agit comme un ferment pour gâter toutes nos humeurs ; de là, un délire qui tient de la manie ou de la mélancolie, suivant l'idiosyncrasie du sujet.

Stalpart van der Will est moins important à consulter que Méad ; son ouvrage n'est qu'une compilation très complète, il est vrai, et précieuse par cela même à tous les chercheurs, mais elle est dépourvue de sens critique, du moins pour ce qui concerne la rage. Disons enfin que dans sa lettre 362, Guy-Patin a signalé l'hydrophobie à la suite d'épilepsie.

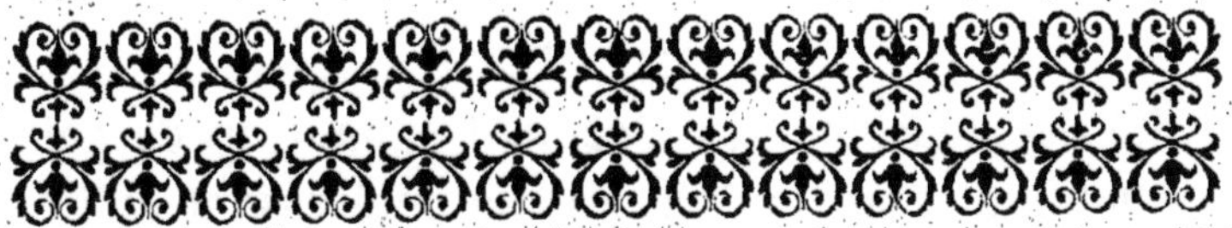

CHAPITRE IV

XVIIe SIÈCLE

Activité scientifique au xviiie siècle. — Hunault, Andry, Enault et Chaussier. — Boerhave et Van Swieten. — Revue générale.

Si l'époque précédente a peu marqué dans l'histoire de la rage, on ne peut en dire autant du xviiie siècle. Non seulement les monographies affluent, mais encore le journalisme médical représenté par l'excellent recueil de Vandermonde vient prêter son appui bienfaisant à ceux qui essayent de démêler les incertitudes sans nombre qui règnent encore sur la question. Des médecins qui n'auraient pas osé faire paraître une œuvre didactique sur la rage et encore moins composer un grand traité de médecine, se décident sans trop de peine à communiquer au public un cas intéressant qu'ils ont eu l'heureuse fortune d'observer et comme les observations s'accumulent bien des points douteux que l'expérience d'un seul quelque étendue qu'elle fût, n'aurait pu résoudre, se trouvent résolus, grâce à un fait relaté souvent d'une façon incidente à propos d'une médication plus ou moins aventurée. La masse de matériaux que nous avons trouvé sur la rage dans le *Journal de médecine* de Vandermonde est véritablement surprenante et nous a été autrement précieuse que les grands ouvrages de nosographie de cette période.

L'heureuse idée qu'à eu en 1783, la Société royale de médecine, de prendre le traitement de la rage comme sujet de concours eut des résultats d'autant plus satisfaisants que la docte compagnie décida d'imprimer tous les mémoires qui lui paraîtraient dignes d'attention et on put voir quels heureux effets sur les progrès de la médecine pouvait avoir une réunion permanente d'hommes distingués par leur savoir, leurs talents et leur amour du bien public. La presse, les grandes sociétés savantes, voilà les deux grands moteurs qui avaient manqué aux époques précédentes et qui vont précipiter la marche en avant; leur action commence à se faire sentir au XVIII° siècle et c'est avec plaisir que nous avons abordé enfin une période de véritable activité scientifique où tous cherchent à contribuer à l'instruction générale, où la tradition ne subsiste incontestée que quand elle repose sur des faits exacts et où l'on tâche de se conformer de plus en plus au conseil que

Salius Diversus donnait à ses confrères du xvie siècle, de ne se fier qu'à l'observation. Est-ce à dire que la description de rage sera pour cela débarrassé de l'esprit de système et des hypothèses sans preuves vérifiables. Hélas, l'esprit humain n'arrive point d'emblée à une sage prudence et il ne se défait que difficilement des mauvaises habitudes qu'il a prises. L'iatrochimisme et ses insanités sont là pour nous désabuser des espérances trop belles qu'on aurait pu concevoir, mais du moins l'on voit poindre des signes précurseurs qui indiquent que l'époque n'est pas loin où la rage sera dépouillée des voiles qui en rendaient la compréhension si obscure. Nous allons continuer à pratiquer la méthode que nous avons suivie jusqu'ici, c'est-à-dire qu'après avoir passé successivement en revue les différents auteurs de cette période, nous résumerons en un tableau d'ensemble les progrès successivement accomplis. La première œuvre que nous ayons à étudier est d'un caractère assez étrange. Comme la préface du livre l'indique, c'est un traité fait à l'usage des gens du monde et pour rendre sa description plus attrayante, l'auteur s'est servi d'un procédé dont Platon nous a laissé de si nombreux et si beaux modèles, c'est-à-dire qu'il s'est servi de la forme dialoguée. Mais *Hunault* manie maladroitement notre langue et malgré lui la lourde érudition du docteur régent de la Faculté de médecine de Paris, perce au milieu des fleurs de rhétorique dont il croit embellir son sujet.

Nous ne dirons rien de ce qu'il rapporte sur l'étiologie de la rage, ses symptômes chez l'homme, sa marche son pronostic. Sur tous ces points Hunault n'est qu'un plagiaire. Son esprit critique n'est pas non plus des plus éveillés ; ainsi, il n'ose révoquer complètement en doute l'influence pathogénique de la lune sur le développement de l'affection : « quoi donc reprit Polyphile, vous révoqueriez en doute l'empire qu'on donne à la lune sur les enragés. C'est, dit-on, sur de longues observations qu'on le prétend établi. — Non certainement répondit Asclépiade, je ne le révoque pas ; l'eau sur laquelle la lune paraît dominer, à trop de part dans la rage pour que j'en voulusse faire la moindre difficulté. Toutefois, cet empire ne paraît toujours pas fondé et il faut consentir à bien des mécomptes. » Et ce n'est pas là tout ce qu'on puisse reprocher à Hunault. Sa crédulité se montre encore dans ce qu'il nous dit des effets merveilleux de la médication perturbante et c'est à la révolution profonde qu'elle détermine dans l'organisme qu'il attribue le succès qu'on croyait obtenir avec les bains de mer, si à la mode pendant les siècles qui ont précédé le nôtre.

« Aussi les matelots qui ont coutume de plonger les mordus, ont-ils coutume de prédire, suivant la terreur plus ou moins violente qu'ils leur remarquent, ceux qui guériront ou ne guériront pas. Les plus effrayés, comme ayant souffert un renversement plus considérable, guérissent ; les autres qu'une crainte médiocre a moins dérangé ne guérissent pas. » Il a si grande confiance dans les effets de l'imagination qu'il conseille d'attacher le malade tout nu à un poteau et de jeter sur lui cinquante seaux d'eau « afin de lui procurer tout le désordre et le renversement d'imagination possible ».

Mais tout cela est largement compensé par les remarques des veneurs que nous donne Hunault des différentes formes de l'affection chez le chien.

On y voit signalé pour la première fois la rage mue.

RAGE MUE.

La rage mue est celle dont on parlera d'abord, et l'on connaît au chien qui en est atteint, lorsqu'il ne veut point manger, ayant toujours la gueule ouverte, et se trouvant comme embarrassé de quelque os au gosier, qu'il tâche d'ôter avec sa patte, et cherchant pour remède au mal qui le dévore, toujours les lieux frais, et se plongeant partout où il trouve de l'eau ; on connaît assez peu ces symptômes. Il faut que ce soit quelque humeur· maligne, qui, lui échauffant extra-ordinairement les entrailles, l'oblige par les vapeurs qu'elle lui envoie aux parties supérieures, de courir à tout ce qu'il connaît être froid, mais cela lui servirait de peu, si on ne le secourait du remède que voici :

Remède. — Prenez la pesanteur de quatre écus de jus d'une racine appelée spatula putrida, dite passe-Rage, mettez-le dans un pot plombé avec autant pesant de jus d'ellébore noir, et de celui de rue, et au défaut de jus, faites-en une décoction ; passez tous ces jus ensemble dans un linge avec du vin blanc, mettez-

en .dans un verre ; cela fait, joignez à cette décoction
deux drachmes de scammonée non préparée et puis
faites-la avaler au chien malade, en lui tenant la gueule
en haut, ce remède pris, saignez à la gueule, laissez-le
reposer après cela, il guérira.

De la Rage tombante.

Cette espèce de rage s'appelle tombante, à cause
que les chiens qu'elle attaque en sont si travaillés,
qu'ils en tombent à tout moment par terre sans se
pouvoir soutenir ; et l'on remarque qu'elle n'est pas si
mauvaise que la première (la rage mue) à cause qu'ils
ne se ruent sur personne, cette maladie n'ayant aucune
malignité, qui leur démonte le cerveau comme les précédentes.

Remède. — Pour réussir à guérir la rage tombante,
on prend la pesanteur de quatre écus de feuilles de la
graine de reaune, avec autant pesant de jus de racines
du parc, et autant de jus de croisette, quatre drachmes
de staphisayre, le tout mêlé ensemble, et cette mix-
tion étant faite, on la fait avaler au chien de la manière qu'on l'a dit : ce breuvage pris, on lui fend les
deux oreilles, ou bien on le saigne aux erres.

De la Rage endormie.

Sitôt qu'un chien est attaqué de cette maladie, il est
toujours couché et semble vouloir toujours dormir ; cet
assoupissement, dit-on, lui vient d'une humeur froide

et chaude, qui, lui occupant le cerveau, l'engourdit et le fait plus ou moins dormir, que le tempérament froid domine sur le chaud qui l'en empêche.

Remède. — Pour purger le cerveau de cette humeur maligne, qui le rend ainsi assoupi, on prend la pesanteur de six écus de jus d'absinthe et de la poudre d'aloès le poids de deux seulement ; on y joint autant pesant de corne de cerf brûlée avec deux drachmes d'agaric, le tout mêlé ensemble avec la pesanteur de six écus de vin blanc ; puis on fait avaler le remède au chien, qui en guérit.

De la Rage efflanquée.

Il n'y a que les vieux chiens qui, pour l'ordinaire sont attaqués de cette maladie ; et lorsqu'elle arrive, leurs flancs en sont si resserrés et leur battent de telle manière que la douleur qu'ils en ressentent les mine tant qu'enfin ils en meurent, à cause d'une langueur qui les abat, et à laquelle ils ne sauraient résister. Point de remède à cette maladie.

De la Rage rhumatique.

Cette espèce de rage est causée aux chiens par une trop grande abondance de sang, qui, venant à bouillonner, fait une fermentation d'où il ne part que des vapeurs malignes, qui leur montent au cerveau, les troublent non seulement, mais encore leur rendent la tête enflée et leurs yeux si gros, qu'ils leur sortent de la tête.

Remède. — Pour remédier à cette maladie, ayez du fenouil, faites-en une décoction d'environ la pesanteur de six écus, et une autre de gui, du poids de quatre, autant de celle du lierre, avec aussi pesant de jus de polipode; mêlez le tout ensemble dans un poêlon, faites le bouillir avec du vin blanc et lorsque ce breuvage est refroidi, donnez-le au chien et le laissez de repos. » Comme on le voit, la rage véritable était confondue par les veneurs avec des affections qui n'en étaient point.

Hunault nous a donné encore la recette du fameux remède de Soleysel ou le parfait maréchal :

Il faut avant toute chose bien nettoyer les plaies, les râclant avec quelque ferrement non pourtant avec un couteau dont on se devra servir pour manger, sans rien couper cependant, si ce n'est qu'il y ait quelques parties déchirées, qui aurait peine à reprendre aux autres. Puis il faut bien laver et étuver les plaies avec de l'eau et du vin un peu tiède, dans quoi l'on a mis une pincée de sel, autant qu'on en peut prendre avec trois doigts dans une salière. La plaie étant nettoyée, il faut avoir de la rue, de la sauge, des marguerites sauvages qui croissent dans les champs et dans les prés, feuilles et fleurs, s'il y en a une pincée de chacune ou davantage à proportion s'il y avait beaucoup de plaies ou plusieurs personnes à panser.

Mais pour une personne et une plaie, une pincée de chacune suffit. On peut bien prendre un peu plus de marguerites que des deux autres : prenez encore quelques racines d'églantiers ou rosiers sauvages des plus tendres, à proportion, et si vous avez de la scorzonnaire, dite d'Espagne, quoiqu'elle se trouve également en France, prenez de sa racine et hachez le tout, ajoutant cinq ou six gousses d'ail, chacune de la grosseur d'une noisette : mêlez le tout ensemble pour en composer une masse à laquelle vous ajouterez une pincée de gros sel ou un peu plus de sel blanc.

Mettez cette masse en forme de cataplasme sur la plaie, distillez-y du jus, si elle est profonde, afin qu'elle soit abreuvée du remède dans toute son étendue.

Vous ajouterez un grand verre de vin blanc ou d'autre bon vin à une masse pareille, pour qu'il vous serve à en tirer le suc, que vous pressurerez bien pour le donner à boire au malade à jeun ; il ne faut rien prendre du tout jusqu'à trois heures après. On continuera ce même régime tant pour l'intérieur que pour l'extérieur et pendant neuf jours : cependant il n'est pas nécessaire, les jours suivants, de râtisser les plaies, il suffit d'y mettre un cataplasme. Et si, au bout de neuf jours ces plaies ne sont pas guéries, on les peut dans la suite panser et achever de guérir comme les autres plaies.

On peut au lieu de vin se servir de lait pour en tirer le suc des herbes, lorsqu'on le doit donner à des bêtes, auxquelles le vin ne conviendrait pas.

On trouve encore dans le même livre le remède qu'on attribue à M. Tavreau : c'est la poudre de l'écaille d'huître mâle. On prend celle de dessous, qu'on calcine et pulvérise bien exactement, pour la faire ensuite avaler avec de l'huile d'olive en forme d'opiat, ou mêlée avec des œufs frits ; pour cela on tient l'animal mordu longtemps sans manger ; on en donne deux fois par jour, le matin et le soir ; la dose est depuis un gros jusqu'à une demi-once.

Le chapitre qu'a laissé sur la rage, *Boerhave*, ce grand médecin dont le système a dominé la médecine pendant plus d'un siècle, ne compte pas malheureusement parmi les meilleurs de son œuvre. Au lieu de se montrer monogéniste comme Martin Lister et d'étendre tout au plus le triste bénéfice de la rage spontanée au loup, au renard et au chat, il accepte les idées polygénistes si démesurément larges de Cœlius Aurélianus et de Salius Diversus. Voici, en effet, comment il s'exprime sur cette question importante dans les aphorismes 1131 et 1132 : « Oritur fere semper ab aliis animalibus prius rabiosi, suscepto contagii tamen et sponte in acuti quibusdam orta legitur et observatur. Nempe canes, feles, lupi, vulpes equi, asini, muli, boves, sues, galli gallinacei, homines prius rabiosi id vitium in alios propagaverunt. » Van Swieten admet parfaitement dans les commentaires qu'il donne de ces deux aphorismes que la rage peut être spontanée chez l'homme et il rappelle à ce sujet la letttre de Jean-Baptiste Scaramucci à Antoine Magliabeth (*in Miscell* cur., decade II, année IX-X, appendice, p. 249). Il s'agissait d'un jeune homme de 20 ans, d'un tempérament chaud et sec, qui, dans un accès de colère se mordit le doigt index et qui,

20 heures après, fut pris de rage. La vue seule de l'eau amenait des spasmes. Il mourut en vomissant de la bile, et d'ailleurs, dit-il, l'hydrophobie spontanée chez l'homme peut reconnaître d'autres causes, et il raconte un fait dont Boerhave entretenait souvent ses auditeurs. Un suppôt de la justice avait été obligé de frapper de verge en public un malfaiteur. Pendant tout le temps que dura ce supplice, cet homme resta tête nue sur la place où régnait une chaleur étouffante. Sa besogne terminée, il but beaucoup d'eau-de-vie pour se remettre; le lendemain il avait une horreur invincible pour l'eau. Cependant Van Swieten trouve que Boerhave s'aventure un peu pour certains animaux. « Videtur autem equis, bobus, asinis, mulis, suibus rabies per morsum animalis rabiei communicari, nam non memini certis observationibus constare quod hœc animalia sponte hoc morbo correpta fuerint. Verum de gallo gallinaceo dubitandum videtur utpote pugnaci et satis iracundo animali. Verum quidem est vulpes gallinacco generi insidiari adeoque potuisset gallus a vulpe vulneratus rabiosus fieri. » Il rappelle à ce propos le cas de Baccius dont nous avons parlé précédemment, et le fait suivant emprunté à Scaramucci : « Dum duo galli acerrime inter se dimicarent, mulier hanc pugnam dirimere volens, vulneratur in brachio ita ut sanguis erueret, dum rostro unus ex his gallis validum ictum inflixerat, unde hydrophobia facta paulo post mortua est. »

Cependant il faut reconnaître que Boerhave a insisté tout spécialement sur la rage du loup et du renard,

ainsi que le prouve l'aphorisme 1233. « Nulli tamen animali frequentius quam cani lupo et vulpi ; hisque im-
primis ex causis internis, absque contagio puro
nascitur... Lupi autem et vulpes canibus satis similia
animalia etiam satis frequenter rabiosi fiant, sed de
illis minus certissimus ex sponte sua an vero per contagium hunc morbum contraxerint. » Boerhave se
range à l'avis des anciens à propos de l'influence
néfaste des grands chauds : « Regio fervida, regio
magno œstû squalens et vicissim summo frigore
horrens, tempestas ventuosa siccaque diu durans. »
Mais il admet aussi l'origine putride : « victus ex cane
putrida fœtida, verminosa. » Cette cause vermineuse
avait été mise à la mode par les recherches de Bartho-
lin et les faits de même genre que contient le Sepulchretum de Bonnet : « vermes renibus, intestinis, cerebro,
cariis narium olfactovis » Van Swieten commentant ce
passage de Boerhave fait remarquer que la rage est
fréquente chez les gros chiens qui gardent la porte de
nos maisons ; différentes circonstances tendent à développer chez eux le mal, le genre de nourriture et parfois l'absence de boisson quand on oublie de leur porter
à boire : « Sic equorum carnes in aere siccatas calido
et sœmiputridas lardum habœnarum ob pretio venalita-
tem his canibus dare solent, unde a putride hoc victu
videntur disponi ad hunc morbum et quidem omnium
maxime si potu careant. » Van Swieten ne rejette
point l'origineuse vermineuse qui, en effet, chez les
jeunes chiens peut déterminer des symptômes très analogues à la rage. Il signale la grande fréquence des

vers chez ces animaux et les troubles parfois très graves qu'ils déterminent.

La description que donne Boerhave de la rage chez le chien est élégante et exacte, mais nous en avons trouvé d'aussi bonnes chez les auteurs qui l'ont précédé, et nous n'insisterions pas si le fondateur de l'iatro-chimisme divisant la maladie en période, n'avait pas soutenu que la rage du début est moins virulente, que celle d'une époque plus avancée « hactenus primus gradus mali adest, virusque tum exceptus, periculosus quidem non vero pessisimus est ». Comme Youat au XIXᵉ siècle, Boerhave signale la teinte sale des yeux : « oculos habere dimissos lacrymosos, *pulverulentos* ». Après avoir donné les signes de la deuxième période, il ajoute : « Hic secundus est gradus mali, quem vix trigenda horis ferunt quin moriuntur. Morbus hoc tempore fere insanabilis; quo vero animal vehementius *furit* diutius malo laboravit, morti proprius est, eo morsus lethatior, acutius et symptomata citissime creans violentissima. » Ce n'est, du reste, pas là une nouveauté. Quelques écrivains des siècles précédents avaient émis une opinion semblable sur la plus grande vénénosité de la dernière période.

Van Swieten revenant sur le vieux préjugé qui veut que le chien enragé fasse horreur à ses congénères, ajoute au tableau morbide dressé par Boerhave les remarques de Jones. D'après cet observateur, l'aspect de l'animal malade suffit à mettre les autres chiens en fuite avec tous les signes de la plus grande terreur. Van Swieten ne nous fait point grâce de la stupide histoire du morceau de pain imprégné de sanie de la morsure et donné à un animal sain, et à ce propos il rappelle même le procédé qu'avait inventé Jean-Louis Petit et qu'il avait communiqué à l'Académie des Sciences.

Sur le mécanisme de l'infection, Boerhave se montre tout aussi crédule que Cœlius Aurélianus, qu'il a pris décidément pour modèle : « Vix autem ullius veneni tam multiplex contagione, nam morsu vel lœvissimo, per vestimenta adacto tantum ridente, nec eliciente sanguinem, spiritu ex ore hominis pulmone adducto, spumœ contactu recentes vel etiam dudum ex sicatis labris, linguave exceptœ, osculo tantum rabiosis canis dato, infectione a contactu multi instrumenti vel vulneris qui dudum ante animal rabiosum occisum fuit ; im lacte carnise, animalis rabiosi, etc. » Contrairement à Boerhave, Van Swieten, s'appuyant sur l'autorité de Sauvages, croit que la morsure à travers les vêtements est peu dangereuse parce que la salive est essuyée et ne pénètre guère dans la plaie. Sur le reste il fait aussi quelques réserves, notamment sur la communication de la rage par l'air, cependant il ajoute : « Interim justus tamen diri morbi metus monet meriti etiam ab habitu talium œgrorum cavendum esse, nimia enim cautela hic nunquam nocebit. » Il croit aussi à la vénénosité du lait et de la chair d'un animal enragé, à l'efficacité d'une simple égratignure de chat. Il va même jusqu'à dire que le coït peut transmettre le mal. Frédéric Decker, dit-il, en a publié un exemple : « Exercit. prat. cap. vii, p. 565, et Hoffman un autre, mais cette fois-ci la femme guérit. (Systémat. Tome II, part. II, cap. II, § 10, p. 178.)

Comme les écrivains qui lui sont antérieurs, Boerhave affirme que la durée de l'incubation est très variable et voici les causes de ces variations : « Pendet vero hœc diversitas a calore tempestatis anni, a verio gradu morbi in anamali mordente, a temperie hominis morsi quum biliosi ei facilius vergunt, pituitosi et hydripici contra a diversi victu, medicamentisque adhibitis. « Van Swieten rappelle, d'après Sauvage, que l'incubation est courte dons les morsures de la face. La croyance à une durée pour ainsi dire indéfinie de cette période était si bien ancrée dans les esprits de Van Swieten n'a pas hésité de dire : « Schmidius mulierem vidit quœ ante vingenti annos a rabido cane demorsa, toto illo tempore, nihil incommodi deinde senserat deinde corripiatur febre maligna et hydrophoba facta octavi morbi die periit (Miscell. cur, decade 1 an IX, p. 17).

Les symptômes sont copiés dans Cœlius Aurélianus. En fait de lésions anatomiques, Boerhave insiste surtout sur l'état de sécheresse extrême des tissus. Quant au traitement il s'exprime ainsi : « Curatio omnis hactenus paucissima exceperis incerta tam prophylacten quam therapeutica cujus prima causa, inanis jactantia multorum specificorum et neglectus methodi ex historia mali excogitasne. » Passant à la nature intime des phénomènes, Boerhave croit que le mal siège dans le sang et qu'il s'attaque principalement aux nerfs et à l'œsophage qui serait son siège principal, car voici comme il s'exprime sur ce sujet intéressant : « Quantum ergo, ex omni hac historia comparatione ejus cum aliis morbis et feliciori paucorum casúm eventu concludere licet, videtur primo consistere in affectione nervorum proxime referenda ad humores, quœ viscera, tumque crassa occupent, dein hinc vitium crasci sanguini humoribusque, quid inflammationi gangrenosœqua si proximum sit ; sedem vero mali primum esse stomachum et vicina hœrere, » En définitive c'est l'opinion éclectique qu'adopte cet auteur.

L'opuscule qu'Andry a fait paraitre sur la rage en 1760 se distingue plutôt par l'abondance des renseignements bibliographiques que par l'originalité des idées. Aussi tout en signalant l'importance de cet ouvrage et les mérites incontestables qu'il présente, nous nous appesantirons peu sur son analyse car la plupart des détails historiques qui s'y trouvent ont déjà été rapportés en temps et lieu dans les chapitres précédents de notre travail ; nous nous bornerons à signaler les points qui nous ont paru les plus saillants. Andry tend manifestement comme les auteurs contemporains vers une monogénie un peu plus large il est vrai que celle de Galien. Les animaux, dit-il, qui sont le plus sujets à la rage sont les loups, les renards, les chiens et les chats, etc., c'est-à-dire qu'il localise l'origine spontanée du mal entre le chien et les espèces animales voisines. Et cependant on n'en avait point encore tout à fait fini avec les idées polygéniques comme le prouve la phrase suivante que nous transcrivons parce qu'elle relate une de ces épizooties de rage sur le renard qui se se feront si

fréquentes en Allemagne dans le commencement du xixe siècle, et Cependant Théobald-Furtsh affirme, d'après Guillaume Rusenhorn, son beau-père, que « près de Francfort le porc d'un paysan devint de soi-même enragé, tellement qu'il sautait contre ceux qu'il rencontrait, le voulant mordre sans toutefois qu'on sût qu'il eût blessé personne, on conseilla de tuer le porc et de l'enterrer au bois prochain, ce qui fut fait non assez profondément car il ne fut couvert que de peu de terre. Les renards ayant senti en hiver la charogne, la découvrirent et l'ayant mangée ils devinrent enragés et mordirent les autres renards qui se jetèrent sur le bétail, les chevaux et les hommes qu'ils rencontrèrent ; plusieurs moururent misérablement ce qui fit donner ordre par les magistrats d'aller à la chasse aux renards et de les exterminer. » Cependant cette exception ayant été faite en faveur du porc, Andry ajoute :, « Tous les autres animaux tels que les chameaux, les chevaux, les bœufs, les ours, les ânes, les singes, les fouines, les martres etc., ne deviennent enragés qu'après avoir été mordus par un animal attaqué de la rage ; quant aux oiseaux tels que les coqs, je sais que Cœlius Aurélianus dit qu'une personne ayant été blessée légèrement par un coq qui combattait devint enragé ; M. le Cat a fait insérer dans le tome II du *Journal de médecine*, page 90, une observation sur une morsure de canard en colère, venimeuse et mortelle, mais il paraît que le coq et le canard n'étaient point enragés, qu'ils ne le devinrent pas et qu'il ne leur arriva même aucun accident après leur colère passée..... cela prouve seulement que les morsures des animaux en colère sont très souvent venimeuses. » Et à ce propos Andry rapporte un procédé assez curieux pour savoir si la morsure était celle d'un animal enragé. « Quelques personnes appliquent sur la plaie des feuilles de rue pilées et les y laissent pendant une demi-heure. Si la plaie ne change pas de couleur, elles le regardent comme une simple blessure, où il n'y a aucune malignité, mais si elle est devenue violette, elles la traitent comme une morsure maligne faite par un animal enragé. » Andry croyait, comme beaucoup de ses contemporains, que l'homme pouvait être frappé spontanément du mal rabique et voici l'histoire qu'il nous raconte d'après Sauvages, nous la rapportons parce que c'est une preuve typique de l'énorme importance que l'on prêtait encore aux troubles menstruels :

« Quoique l'homme soit rarement atteint de rage spontanée, il n'en est cependant point exempt, quelquefois la rage est causée par une affliction de l'âme.

Une servante ayant été vivement pressée par un jeune homme pendant le temps de ses règles, cette évacuation s'arrêta, et quelques heures après le jeune homme ayant renouvelé ses tentatives, la fille entra dans une espèce de fureur. Dès ce moment. elle se plaignit de douleurs vagues par tout le corps et ces douleurs furent suivies d'une fièvre ardente et d'un délire si violent qu'il fallut lier la malade. Ces accidents furent suivis de l'hydrophobie la plus décidée, A la vue de toute espèce de liquide, la malade tombait dans des convulsions affreuses, elle rejetait jusqu'aux aliments solides, et il ne fut pas possible de lui faire prendre aucun remède. »

Cependant on commençait à ne plus confondre le symptôme hydrophobie avec la rage proprement dite et Andry nous énumère longuement les sortes de cas où se phénomène s'est produit. Il est survenu dit-il :

1° A la suite d'une espèce d'hémitrée ;

2° Après une chaleur violente essuyée en voyageant pendant l'été. *Journal de Médecine*, t. VII, juillet 1757, page 4 et suiv.) 1° paysan ; 2° (*Journal de Médecine*, t. VIII avant 1757, p. 81 et suiv.) ; Lavirote, 3°, *Journal de Médecine*, nov. 1767, p. 470 et suiv.) Marrigues ;

3° A la suite d'une chute avec commotion. Observat. Trécourt. (*Journal de Médecine*, tome VI, fév. 1757, page 139 et suiv., d'un coup reçu à la tête ; *essai de médecine* de la Société d'Edimbourg) ;

4° Après avoir bu de l'eau froide, étant échauffé. Koëhler, côté par Morgagni ;

5° A la suite d'un accès d'épilepsie, suivant Massa ;

6° Dans les fièvres malignes putrides. Observat. de M. Bonafon ;

7° Dans la péripneumonie (*Journal encyclopédique*, t. XIII) ;

8° Dans l'inflammation de l'estomac Observat. docteur Ines, *Essais de médecine* de la Société d'Edimbourg, p. 1 ;

9° A la suite de mélancolie ordinaire. *Ephren Gern*. année 1687 ;

10° Dans un violent paroxysme hystérique, Méad.

11. Dans un paroxysme de palpitation du cœur Mead) ;

12° A la suite de morsures d'hommes ou d'animaux qui n'étaient pas enragés, mais en colère. Observat. Malpighi, Pouteau, Manget, Zuinger ;

18° A la suite de la frayeur. Docteur Asti, d'après Cavallesi.

Dans une cynanche varioleuse (éphemérides des curieux de la nature. Grossesse, *Journal de médecine*, t. XVI, janv. 1762, p. 33). Après avoir mangé des fruits de hêtre.

Andry, admet parfaitement encore que la rage peut se transmettre par simple contact sans se soucier des explications données par Fracastor et Salius Diversus des faits qui semblent confirmer cette erreur. Il rappelle les faits publiés par Ekmuller, Schenkius, Fabrice de Hilden, Hunault, Cœlius Aurélianus et il s'appuie encore sur l'opinion exprimée par le grand veneur, Jacques de Fouilleux, « qui dit dans sa Vénerie que l'haleine des chiens enragés suffit pour infecter et faire enrager les autres chiens, parce que de telles maladies se prennent entre eux comme la peste entre les hommes. » Andry s'exprime de la manière suivante sur la durée de l'incubation : « Il s'écoule quelquefois un long espace de temps avant que le virus hydrophobique se manifeste ; quelquefois il ne parait qu'au bout de deux, de trois, de six mois. Galien l'a vu paraître au bout d'un an et d'autres au bout de onze mois. Cependant communément on s'en aperçoit dans l'espace de trente à quarante jours, quelquefois plus tôt et *chez les jeunes gens surtout.* « Chez eux, c'est ordinairement en quinze ou seize jours que le mal se déclare. » Un long alinéa est ensuite consacré à l'exposition des opinions diverses des différents auteurs qui ont écrit sur la rage.

La rage du reste ne serait point fatale chez toutes les personnes mordues.

« M. Guillemeau dit, d'après M. Cuvillier, qu'un loup enragé et poursuivi mordit un vieillard qui tirait tranquillement de l'eau à un puits, que la lèvre de ce vieillard fut coupée en deux par les dents du loup, et cousue par un chirurgien qui s'était contenté de la laver de saumure ; que ce vieillard fut parfaitement guéri, quoiqu'il n'eût usé d'aucun remède contre la rage. »

Les symptômes de la rage canine et de la rage chez l'homme sont bien décrits mais ne nous présentent rien de nouveau à noter. Comme ses prédécesseurs, Andry insiste sur l'épouvantable mortalité de la rage. Le reste de son travail est consacré au traitement qui est forcément pour nous la partie la moins intéressante de son opuscule à cause de l'insuffisance trop évidente des moyens thérapeutiques qu'il nous rapporte.

Analysons maintenant la dissertation sur la rage d'Enault et Chaussier. Ce travail est d'autant plus intéressant qu'il est un témoignage incontestable de la vie politique, parfois fort active, de nos anciennes provinces. Conçu dans un but éminemment pratique il était destiné à détruire les idées superstitieuses sur la cure de la rage qui régnaient encore sans partage dans l'esprit des paysans bourguignons. C'était du moins ce que s'étaient proposés de faire Enault et Chaussier, les auteurs de cet opuscule qu'ils composèrent sur l'invitation expresse des États de Bourgogne. « Les accidents, disent-ils qu'occasionne de temps en temps la morsure des animaux enragés et venimeux ont aussi fixé l'attention de MM. les Élus. C'est dans les campagnes que l'on voit le plus souvent ces accidents et trop souvent les secours y manquent. Les vrais moyens curatifs y sont ignorés, méconnus ou remplacés par des pratiques absurdes, bizarres, superstitieuses et toujours inefficaces. Ces différentes considérations ayant fait désirer à MM. les Élus que l'on répandit dans les campagnes une instruction sur la méthode à suivre dans ces cas malheureux, ils ont daigné nous choisir pour remplir leurs vues patriotiques. » L'ouvrage devait être envoyé aux curés, aux syndics des communautés et aux chirurgiens des petites localités. Enault et Chaussier remplirent fort honorablement les desseins qu'ils s'étaient proposés et leurs conseils ne manquèrent point d'à-propos si nous nous en rapportons à la phrase suivante : « Il est donc évident que le traitement local suffit seul ; la raison l'indiquait déjà, l'expérience l'a prouvé ». Malheureusement ils n'insistent point assez sur la cautérisation au fer rouge et cèdent trop sur ce point aux répugnances des malades. « Comme l'application au fer rouge n'est pas convenable à toutes les blessures, comme elle n'est pas toujours facile, enfin comme elle paraît cruelle et

répugne à la sensibilité du plus grand nombre de blessés, les praticiens se sont adressés à d'autres moyens. »
Il faut du reste reconnaître qu'on ne recommande que l'usage des caustiques énergiques tels que l'huile bouillante de sureau (Vigo), le sublimé, le précipité rouge, l'huile de vitriol. Comme leurs prédécesseurs, Enault et Chaussier croient qu'il faut entretenir longtemps la suppuration, et c'est à l'absence de suppuration ainsi qu'à la cicatrisation trop rapide des plaies qu'ils attribuent le danger qu'on remarque aux blessures les plus insignifiantes quand celles-ci sont produites par un animal enragé. Les idées sur l'étiologie ne présentent rien d'intéressant; on y soutient une théorie éclectique dont nous avons donné déjà de nombreux exemples. »
Quoique la rage spontanée puisse attaquer les animaux dans tous les temps, on a cependant observé qu'elle était plus fréquente dans les étés brûlants et dans les hivers rigoureux, lorsque les sources sont taries ou glacées et que les animaux ne trouvent point à se désaltérer. Le défaut de boisson et d'aliments, des fatigues extrêmes au soleil, des aliments pourris remplis de vers et capables d'irriter l'estomac, d'en dépraver les sucs, enfin les passions vives, le chagrin, la colère, le désespoir sont la cause déterminante de la rage. »
Enault et Chaussier se montrent polygénistes tout en faisant à peu près les mêmes réserves qu'Andry. « Mais les animaux carnivores, les chats, les renards, les loups et surtout les chiens y sont le plus sujets. » Ce qu'ils disent sur la symptomatologie de l'affection rabique chez les chiens mérite d'être rapporté. Après

avoir décrit les différents phénomènes que présente l'animal en question, d'après les écrivains qui les ont précédés, ils font remarquer que ce tableau morbide n'est point toujours exact. « Quelquefois la maladie présente des variétés qu'il est important de connaître : par exemple, la répugnance, l'horreur de l'eau, paraît être, dans tous les animaux, le signe le plus certain du second degré de la rage ; cependant plus d'une fois on a vu des chiens, des loups, dont la rage était bien constatée, boire abondamment après avoir mordu des personnes ; on les a vus traverser des rivières, se détourner même de leur route pour mordre des ouvriers occupés au milieu d'un ruisseau ; ainsi l'absence de tous ces signes ne suffit pas pour décider qu'un animal n'était point enragé. En général, on doit se défier de toute morsure faite par un animal qui n'a point été provoqué et on ne doit pas hésiter à employer le traitement que nous indiquerons, surtout si l'animal est *fugitif* et a quelque signe de maladie. »

Nous croyons devoir attirer aussi l'attention sur le paragraphe qu'ils ont consacré à l'importante question de savoir quelles sont les morsures qui sont les plus dangereuses. Bien que d'autres avant eux aient exprimé les mêmes idées, ils n'en ont pas moins eu le mérite de faire ressortir très nettement les conditions qui donnaient au pronostic un caractère plus ou moins sombre.

IX. — *Quelles sont les morsures les plus dangereuses?* — . . . . . . Les morsures qui sont faites à travers des vêtements épais sont moins dangereuses que celles qui sont faites à des parties découvertes : la dent est essuyée et quelquefois elle ne porte pas le venin jusque dans la blessure, ou bien il est en plus petite quantité et les accidents seront plus longtemps avant de se déclarer.

Les morsures faites par un animal faible, timide, et qui est dans le premier degré de la maladie, seront moins profondes et suivies d'accidents moins graves et moins prompts que celles faites par un animal furieux et parvenu au dernier degré de la maladie.

Les morsures qui pénètrent dans la bouche, celles qui sont au *visage*, aux *lèvres*, au cou, sont plus *graves* et exigent des attentions particulières.

On sait bien aussi que plusieurs blessures sont plus dangereuses qu'une seule et qu'il faut apporter à toutes une égale attention. »

Enault et Chaussier s'expriment ainsi sur l'incubation : « En général, un chien, un bœuf qui a été mordu par un animal enragé ne passe pas le neuvième jour et ce n'est que trente ou quarante jours après la morsure que l'on voit cette maladie se déclarer chez l'homme. Cependant on l'a vue survenir plus promptement ; d'autres fois le venin reste plusieurs mois sans se faire sentir. »

Quels sont les moyens de reconnaître si la morsure est bien celle d'un animal enragé? Enault et Chaussier répètent à ce propos les inepties que nous avons vu traîner chez les Byzantins, les Arabes et les auteurs de la renaissance.

..... Pour s'assurer d'une manière positive si une plaie a été faite par un animal enragé, il faut, nous disent quelques auteurs, frotter la blessure avec un morceau de pain ou de viande, de manière qu'il soit imbibé du sang ou des sucs de la plaie; on le donnera ensuite à un chien sain; s'il le mange, on peut, dit-on, rester tranquille sur la nature de la blessure, mais s'il le refuse, s'il fuit en aboyant, on ne peut douter que la plaie ait été faite par un animal enragé. Quoique ce moyen soit recommandé par beaucoup d'écrivains, il ne paraît mériter aucune confiance; en effet, un chien affamé mangera sans répugnance le pain imbibé des sucs d'une plaie et le venin de la rage inhérent à la partie mordue est en trop petite quantité pour qu'un chien, malgré la finesse de son odorat, puisse le reconnaître.

Dans ces cas, M. Petit, fameux chirurgien à Paris, conseille, d'après son expérience, de frotter la gueule, les dents, les gencives du chien tué, avec un morceau de viande cuite et de le présenter ensuite à un chien sain; s'il la refuse en criant et en hurlant, l'animal tué était enragé; mais, ajoute-t-il, si la viande a été bien reçue, il n'y a rien à craindre. Ce procédé est plus raisonnable que le premier; il peut bien contribuer à rassurer un malade inquiet et timide; nous l'avons employé deux fois dans cette vue, mais s'il reste le plus léger soupçon, il est toujours plus sage, il est toujours plus sûr d'employer le traitement convenable.» *Tout autrement intéressant est le procédé de Grenier.*

« M. Grenier indique un autre moyen qui paraît encore

plus efficace et plus propre à faire connaître l'état de l'animal qui a fait les blessures. Il faut, dit-il, faire une incision à un chien bien portant, la frotter avec la bave de l'animal mort, et afin que le sang qui coule de cette incision ne nuise pas à l'objet qu'on se propose, il serait convenable d'y mettre un morceau de charpie imbibée de la bave de l'animal suspect. S'il se passe des jours et même une semaine sans aucun symptôme de maladie, on peut conclure avec assurance que l'animal n'était pas enragé. »

Comme on le voit, sans transformer entièrement les notions qu'il avait reçues des siècles précédents sur la rage, le dix-huitième siècle y avait apporté des modifications assez importantes que nous allons nous efforcer de mettre en lumière.

Ainsi, aux anciennes théories humorales et pythogéniques viennent s'en ajouter d'autres qui, sans être extrêmement nouvelles, n'ont pris cependant leur développement complet que pendant la période que nous étudions.

C'est au XVIIIe siècle que la théorie nerveuse s'est implantée pour ainsi dire définitivement en nosologie et dès cette époque deux tendances diverses se font jour. Les uns essayent de concilier l'idée de maladie nerveuse avec celle d'une infection, les autres, au contraire, expliquent tous les accidents par des spasmes qui partent de l'endroit mordu. Voici, en effet, comment s'exprime Bouteille : « Les symptômes que le venin hydrophobique excite sont purement spasmodiques et convulsifs », et partant du siège de la morsure : « C'est là son véritable foyer, son véritable point d'appui, si je puis m'exprimer ainsi. » Mais celui qui a le plus abondé en ce sens c'est Pouteau qui en arrive à faire de la rage, une maladie purement locale : « Le venin de la rage, dit-il, communiqué par une morsure, passe-t-il de la plaie dans la masse du sang, et cette introduction est-elle nécessaire pour produire ensuite l'horreur de l'eau ainsi que tous ces symptômes aussi funestes qu'effrayants dont la mort est toujours la catastrophe malgré la promesse flatteuse d'une infinité de spécifiques? Voilà une question dont l'affirmative ne parait pas douteuse. Cependant, guidé par un grand nombre de puissantes analogies, animé par l'espoir d'arracher au sort le plus cruel des malheureux que dans quelques contrées la pitié même a cru devoir étouffer et pour qui, dans ces moments d'horreur, la mort est un bien à désirer, j'entreprends de prouver contre toutes les idées reçues que le venin de la rage peut, sans pénétrer au delà de la partie mordue, par la seule impression locale et sans aucune sorte d'émigration dans les humeurs, donner passage à tous les symptômes de l'hydrophobie. »

Malgré les quelques tentatives qui eurent lieu précédemment on peut dire que c'est le xviii⁰ siècle qui a été la période par excellence où les idées *iatrochimiques* proposées pour expliquer la pathogénie de la rage ont eu le plus de vogue près des médecins. Ici comme ailleurs, se faisait sentir l'influence toute-puissante du système édifié par Boerhave. Les particules

salines, les phosphores éthérés (1), les acides, les bases
fixes sont invoqués à tout instant par certains médecins pour expliquer la production du mal. On pourra
en juger en parcourant l'opuscule que Lecanus,
a publié sur le sujet qui nous occupe et qu'il
intitule modestement : « Conjectures sur la rage. » Et
jamais titre ne fut mieux justifié. Mais les hypothèses
qu'il agite, si elles font sourire, n'en présentent pas
moins de l'intérêt, parce qu'elles sont empreintes de
l'esprit de l'époque, et c'est à ce titre que nous les
transcrivons ici, d'autant plus qu'une simple analyse
n'en donnerait qu'une idée très imparfaite.

. . . .

« Ainsi la nature du levain hydrophobique doit ressem-
bler à celle de ce phosphore, c'est-à-dire que les parties volatiles urineuses doivent être unies à des soufres
éthérés, tandis que l'acide du sel ammoniacal qui se
trouve dans l'urine et dans la sueur, sera absorbé par
quelque alcali fixe, comme peut être la chaux. Pour ne
rien avancer ici sans preuves, il est bon d'examiner
d'où peut sortir ce principe de chaux dont nous venons
de parler ; de même que le célèbre Boerhave, nous ne
reconnaissons pas de matrice qui, comme un aimant
attire le feu élémentaire (*Elem. Chimia*, t. I, p. 108).
Mais nous admettons avec lui des bases qui retiennent
très longtemps les particules de feu, comme le font

---

(2) On alla jusqu'à soutenir que la rage était due à un principe phos-
phorescent et électrique.

voir les expériences de Tschirnans, d'Homberg et de Hartsoëker, telles sont toutes les terres fixes, les pierres, les sels fixes, etc., (*Ibid.*, p. 138). Or, la partie volatile de l'urine ou de la sueur étant dégagée, que reste-t-il? sinon une terre et un sel fixe, c'est-à-dire une matrice propre à recevoir et à contenir le feu élémentaire : or, la chaux est une terre jointe à un sel alcali fixe que vous ne pouvez jamais tirer de la chaux, parce qu'il est dépouillé d'une partie de son essence, j'entends la partie volatile ; c'est ainsi que le sel ammoniac sera détruit, si vous lui enlevez sa base, je veux dire l'acide du sel marin. C'est donc en vain qu'on a cherché jusqu'ici le sel de la chaux, pour y parvenir; il faudrait présenter à sa base fixe un sel volatil convenable. Nous conclurons donc ici qu'une terre fixe, jointe à un sel fixe, telle que nous avons disserté après l'exaltation du sel volatil de la sueur, doit former une chaux proprement dite.

Ces principes une fois établis, il n'est pas difficile d'expliquer les symptômes extraordinaires qui accompagnent la rage. Cette maladie qui ne se communique que par la morsure d'un hydrophobe ou par sa salive qui aura été desséchée sur la peau, nous apprend assez que la salive est le véhicule de ce levain *phosphorique ou électrique.* A peine une seule goutte de cette salive empoisonnée est-elle entrée dans la masse du sang, qu'elle attaque la matière de la sueur qui lui est congénère, et fermente sourdement avec elle pour produire ensemble les plus funestes accidents, quelquefois plus tôt, quelquefois plus tard; mais le plus ordinairement après quarante jours. Que ce levain saisisse la sueur, il n'en faut pas d'autres preuves que celles que nous fournit l'expérience. On ne peut voir suer aucun hydrophobe, quand bien même on ferait usage des diaphorétiques, des sudorifiques les plus forts. Les bilieux et les mélancoliques sont plus susceptibles de cette maladie que les autres hommes parce que les personnes de ces tempéraments transpirent moins que les autres.

. . . .

Un homme attaqué de la rage, quoique pressé d'une soif violente, ne boit pas. Ce phénomène ne paraitra plus si surprenant, lorsqu'on fera attention à ce principe caustique et semblable à la chaux que nous avons dit devoir se rencontrer dans le virus hydrophobique. Si vous tenez de la chaux vive dans votre main, elle ne vous brûlera point ; si vous jetez de l'eau dessus, la douleur qu'elle vous causera vous forcera de la jeter promptement. Il en est de même des hydrophobes ; les liqueurs doivent leur causer l'impression la plus vive et leur donner, par conséquent, une horreur indicible pour toute boisson.

Néanmoins, il ne faut point croire que les idées anciennes sur la nature infectieuse de la rage aient été pour cela abandonnées. La vogue dont ont joui, pendant toute la durée du XVIIIe siècle, les sudorifiques et les préparations mercurielles prouvent au contraire que la majorité des médecins leur était restée fidèle, et d'ailleurs la théorie pythogénique avait poussé de trop profondes racines pour qu'il fût possible de la déraciner

en un instant. L'iatrochimisme pouvait du reste se concilier avec les anciennes hypothèses auxquelles elle
apporta même un complément indispensable, la notion
du *levain*, c'est-à-dire d'une *fermentation*. L'étude
plus attentive des maladies contagieuses inoculables
telles que la *variole*, n'avaient point non plus été inutile à ceux qui continuaient à regarder la rage comme
une contamination générale de l'économie et ce qui le
prouve c'est le passage suivant que nous empruntons
à Delau ae.

Recueil de Vandermonde, t. LXV, p. 202.

Premier argument. — Le venin de la rage ne pénètre pas dans les humeurs, et l'on peut expliquer les
symptômes de la rage sans cette infection.

De ce qu'on peut expliquer les symptômes de '
rage sans admettre que ce venin s'insinue au delà de
la plaie, il ne s'ensuit pas que ce virus ne puisse se
mêler à nos humeurs ; car si une explication théorique
ne suffit pas pour admettre un cas pathologique, elle
est encore bien moins capable de prouver que l'existence d'un fait de cette nature est impossible.

On présente d'abord un assez grand nombre de faits
qui font voir que des causes locales, souvent légères
par elles-mêmes, ont fait naître des maladies spasmodiques effrayantes ; une chute, une entorse, ont été
plusieurs fois la cause de maladies convulsives très
graves. Mais que s'ensuit-il ? Qu'une cause locale peut
opérer le plus grand ébranlement dans le genre nerveux.

On s'étaye ensuite sur les hydrophobies spontanées ou symptomatiques ; mais ces maladies, bien loin de prouver la non-infection du sang, la confirment ; on trouve, en parcourant l'histoire de la rage, quelques hydrophobies symptomatiques produites par des chutes ou des coups ; mais on y voit qu'un beaucoup plus grand nombre de ces maladies sont survenues à la suite de maladies internes, telles que des maladies produites par l'usage des aliments âcres et putrides, par les fièvres, les inflammations, etc. Or quel est l'effet le plus ordinaire de ces maladies, si ce n'est de corrompre et d'infecter les humeurs ?

Pour détruire la force de cette réponse, on avance que dans l'hydrophobie spontanée il n'y a qu'une irritation locale placée à l'intérieur et que le siège de cette irritation est la membrane interne de l'œsophage ; mais cette assertion n'est appuyée d'aucune preuve solide et ne doit être regardée que comme une hypothèse.

Un des moyens que l'on s'est plu à répéter pour faire valoir toutes les explications favorables au système de la non-infection est la comparaison que l'on fait de ce virus, avec le venin de la vipère. On voit dans le Mémoire de M. Le Roux avec quelle adresse on peut la présenter, mais deux considérations suffisent pour réfuter cette comparaison et les inductions que l'on en pourrait tirer :

1° Il n'est pas prouvé que le venin de la vipère ne s'introduise pas dans le sang. Tout ce qu'ont dit à ce sujet Mead, Quesnay, Pouteau et Le Roux est fort ingénieux. Mais pourquoi le venin de la vipère produit-il de la fièvre, la jaunisse et les tumeurs érysipélateuses? Pourquoi les sueurs sont-elles la crise qui guérit cette maladie? Pourquoi l'alcali volatil pris intérieurement est-il le moyen le plus sûr et le plus prompt pour guérir tous les accidents qui résultent de la morsure de la vipère? Si l'on a pu quelquefois empêcher le venin de la vipère de pénétrer au delà de la partie mordue par les scarifications et une forte ligature, c'est que, dans ces circonstances, le venin était énervé, ou s'introduisait en petite quantité.

Si la rage a de l'analogie avec un virus, c'est bien plutôt avec celui de la petite vérole. Comme lui il peut être introduit par une blessure; son action se borne d'abord à la partie mordue, et s'il faut raisonner par analogie tout ne prouve-t-il pas que le virus de la rage, après avoir fermenté dans la plaie comme celui de la petite vérole, se propage ensuite plus loin et communique l'altération qui lui est propre à toutes les humeurs.

Deuxième argument. — Le venin de la rage ne pénètre pas dans les humeurs parce que l'on ne peut pas prouver l'existence de cette infection et qu'on ne connaît pas encore de moyen infaillible de la combattre?

Il est certain qu'on ne peut pas voir dans les humeurs des animaux et des hommes affectés de la rage des signes sensibles du virus hydrophobique dont elles sont imprégnées. Mais de ce qu'il est impossible de connaître intrinsèquement la nature du virus de la rage, et de démontrer l'espèce de dépravation que son introduction excite dans nos humeurs, on ne peut pas conclure que cette dépravation n'existe pas.

Nous avons des preuves positives de l'infection des humeurs par le virus de la rage, puisque nous avons des faits qui démontrent incontestablement que les humeurs ou que la chair des animaux enragés ont communiqué immédiatement cette maladie. Boerhave et son commentateur Van Swieten regardent la chair des animaux morts de la rage comme capable de communiquer cette maladie. Brogiani est du même avis; Léméry rapporte qu'un chien devint enragé après avoir lappé le sang d'un hydrophobe qu'on venait de saigner. Balthazar Trusœus rapporte qu'un paysan, sa femme, ses enfants et plusieurs autres personnes furent attaquées de la rage pour avoir bu du lait d'une vache enragée. Un anatomiste mourut de la rage pour avoir disséqué le corps d'un chien enragé.

Ces faits également admis par les partisans de la non infection et par leurs adversaires prouvent que le venin de la rage est un ferment qui, après avoir changé les liqueurs, peut communiquer sa propriété délétère jusqu'à la chair même des animaux qui meurent de cette maladie?

Quant à la seconde partie de cet argument, il ne faut que deux mots pour y répondre. Les partisans de la non infection ne pouvant pas se prévaloir de l'impossibilité où l'on est d'assigner un remède infaillible pour détruire l'altération produite par le virus de la rage dans les humeurs, à moins d'exiger ce qui est au dessus des forces humaines. On a été longtemps sans connaître le moyen de combattre efficacement la maladie vénérienne, mais on n'a pas cru pour cela devoir révoquer en doute l'infection du sang produite par ce virus ; on admet l'existence du virus cancéreux et du levain scrofuleux ; a-t-on pour cela un moyen assuré de combattre le cancer et les écrouelles ?

Troisième argument. — Le venin de la rage ne pénètre point dans les humeurs puisque le traitement local guérit ?

On ne peut révoquer en doute l'efficacité du traitement local qui est admis et vanté par tout le monde ; mais ceux qui admettent l'infection du sang par l'absorption du virus recommandent le traitement local pour empêcher le repompement du venin déposé dans la blessure, et les partisans de la non infection le prescrivent pour prévenir l'irritation nerveuse de la plaie qu'ils regardent comme la cause unique de cette maladie.

Il est aisé de concevoir qu'il est bien des cas dans lesquels ce traitement externe suffit, s'il est employé peu de temps après la blessure, pour détruire tout le germe vénéneux introduit dans la plaie ; le traitement local, administré seul a pu réussir plus d'une fois.

On a des preuves authentiques et répétées qu'il est dangereux de se fier au traitement local pour tout remède :

1° Il a été assez pratiqué par les anciens et par les

modernes pour n'avoir pas été exclusivement adopté par tous les médecins, s'il avait été de nature à amener un succès constant et suivi ;

2° On a des exemples récents et connus que ce traitement local employé dès les premiers jours après la blessure, n'a pas empêché la maladie de faire des progrès considérables et de devenir mortelle ; dans le traitement de Senlis, il est mort 5 malades parmi les 9 mordus ; en mai 1784 MM. Rebiere frères, chirurgiens à Rives, traitèrent séparément 17 personnes mordues par une louve ; sur ces 17, 10 sont mortes quoique les plaies aient toujours été ouvertes et cautérisées par le beurre d'antimonie ;

3° Dans certains cas on ne peut administrer le traitement extérieur, les plaies profondes, celles qui se font au voisinage des gros vaisseaux, celles qui affectent les yeux, le visage, les parties génitales, ne peuvent pas permettre l'application du feu ou du caustique rongeant.

C'est dans cette période surtout qu'on agita un problème qui s'était déjà posé aux siècles précédents, mais point avec la netteté qu'il eut au xviiie siècle. Les médecins de cette époque confondant comme leurs prédécesseurs les symptômes septiques que détermine souvent une morsure simple avec la rage véritable, se trouvaient fort embarrassés devant ce fait paradoxal d'un animal sain communiquant le mal rabique dont il n'était point infecté. C'est alors que naquit une théorie dont nous retrouverons les traces au xixe siècle, principalement chez les auteurs italiens.

On imagina que la colère, la fureur même produisaient dans l'économie une telle perturbation que la salive devenait vénéneuse et qu'inoculée à un autre organisme, elle y déterminait la rage. Et du reste, l'imagination aidant, il est très vraisemblable qu'après un simple traumatisme, il soit survenu des phénomènes fort suspects, notamment l'hydrophobie. Ainsi s'explique l'erreur que nous venons d'exposer. On voit qu'elle avait du moins pour elle les apparences et que toute fausse qu'elle était, cette théorie ne semblait point manquer de fondement. Voici une observation se rapportant à des cas de ce genre que nous transcrivons parce qu'elle fit beaucoup de bruit au moment de sa publication.

Journal de Vandermonde, T. LXIX, 1786, p. 319. — *Histoire d'une hydrophobie causée par la morsure d'un chien qui ne donnait point de signes d'une rage déclarée.* Ratisbonne, 1786.

Un gros chien de boucher ayant fait le tour de la chambre et passé auprès de toutes les personnes qui y étaient rassemblées sans témoigner aucune envie de mordre, n'a attaqué que celui qui voulait le chasser et le mettre à la porte; il lui a fait deux légères morsures à l'avant-bras. Ces plaies ont été d'abord lavées avec du vin, ensuite on y a imprimé la clef de saint Hubert, c'est-à-dire appliqué un fer rouge dans leur proximité. M. Harrer qui communique cette observation ayant été chargé de traiter cet homme, a fait laver les blessures avec de l'eau salée, et ensuite oindre pour la nuit avec un onguent où entrait le précipité rouge ; puis il a prescrit du suc de belladone, d'après la méthode de M. Munch, mais tous ces secours ayant été employés avec négligence et discontinués avant le temps, et le blessé s'étant d'ailleurs excédé dans un voyage, pendant lequel il s'est encore permis divers écarts dans le régime, la fièvre s'est déclarée huit semaines après l'accident et l'a enlevé au bout d'environ soixante heures. M. Harrer, rappelé auprès du malade, ayant reconnu que l'hydrophobie se manifestait, a eu recours aussitôt à la belladone qui n'a point garanti le blessé.

On avait tué le lendemain le chien qui avait mordu, mais sur de simples soupçons de rage.

A ces détails historiques, l'auteur a joint des réflexions dont le but est de prouver que la morsure a été celle d'un chien enragé et la maladie une véritable hydrophobie ; on ne saurait disconvenir que le malade ne soit mort hydrophobe, mais il faut savoir aussi que la rage n'était point déclarée dans le chien au moment qu'il a mordu. Cette maladie se communique donc-t-elle même avant que d'être formée pendant que le virus rabifique est encore dans un état de crudité? ou bien les chiens de bouchers, nourris presque exclusivement de sang et de chair, portent-ils avec eux un principe qui rende leur salive capable de donner l'hydrophobie, lors même qu'ils ne sont qu'en colère et que leur morsure n'est qu'un effet de la passion? Ce qu'il y a de certain, c'est que la crainte ne paraît point avoir agi sur cet homme ni contribué à la révolution qui, enfin, a amené la funeste catastrophe. »

« La colère dit Pouteau en est aussi la cause la plus fréquente. On rapporte, dans les Transactions philosophiques, qu'un homme sortant du jeu, au désespoir d'avoir tout perdu, se mordit au poignet et mourut de la rage. Voici un exemple semblable, à la morsure près ; j'ai été témoin oculaire. Les détails en sont d'autant plus intéressants qu'un célèbre médecin paraît douter de cette hydrophobie, qu'on appelle spontanée, et qui n'est due qu'aux accès violents des passions : Le 12 juin 1752, à deux heures après midi, le sieur Jean-Baptiste Poisel, âgé de quarante-quatre ans, d'un tempérament bilieux et colérique, maître de pension, entra dans une violente colère contre un portefaix, qui, en lui apportant du bois, cassa une glace chez lui ; près d'un quart d'heure après, il se mit sur le lit où il sommeilla quelques instants, pour s'éveiller avec une grande envie de boire, mais ce fut en vain ; il fit appeler M. Charmetton, mon confrère, à qui, d'un air violent et égaré, il témoigna sa surprise de ce que, malgré sa soif, il ne pouvait la contenter. M. Charmetton lui conseilla de se faire porter à l'hôpital, où il arriva sur les quatre heures ; je lui fis faire au plus tôt une très ample saignée, mais les accidents augmentant toujours il fallut l'attacher. La violence des mouvements qu'il fit alors rouvrit la saignée, il fut impossible d'en arrêter le sang ; cependant, malgré quatre litres de sang environ qu'il perdit dans la nuit, le délire et les convulsions augmentèrent toujours jusqu'à trois heures du matin qu'il mourut, après quelques minutes seulement de calme apparent. Je lui ai vu faire les plus grands efforts pour boire; il crachait à tous moments et avec beaucoup de force. Interrogé à plusieurs reprises et par plusieurs personnes s'il n'avait jamais été mordu par aucun animal, soit chien ou autre, il soutint constamment la négative; d'ailleurs, il ne montra jamais aucune envie de mordre, circonstance qui distingue, suivant les auteurs qui ont écrit sur cette maladie, la rage spontanée de la rage communiquée, mais qui ne me paraît pas assez tranchante. »

.....Mais le fait le plus célèbre est celui de Lecat. L'événement sembla si extraordinaire à l'auteur lui-même qu'il se contenta de l'intituler : « Observation d'un canard en colère venimeuse et mortelle, etc. »

Recueil périodique d'observations de médecine, etc.,
1755. — Observation sur une morsure d'un canard
en colère venimeuse et mortelle, par M. Lecat.

Le 11 mars 1752, Mathieu Grou, paysan de Sotteville, âgé de dix-neuf ans, d'un excellent tempérament et jouissant alors d'une bonne santé, prenait avec les animaux de sa cour une récréation digne de la simplicité des premiers siècles. Ayant remarqué un canard épris d'amour pour sa femelle, il voulut s'amuser à traverser leur plaisirs et, dans ce dessein, il se saisit de l'amante.

Le canard, doublement furieux du contre-temps qui

faisait obstacle à ses désirs et du danger qu'il craignait pour l'objet de ses amours, s'élance sur Mathieu. Celui-ci était dans une posture où il avait la tête près de la terre, en sorte que l'animal lui attrapa avec son bec la lèvre supérieure du côté gauche et la lui pinça très vivement.

Le jeune homme ne fit pas plus de cas de la blessure que de l'adversaire ; cependant, quoiqu'il n'y eut pas de plaie, la lèvre enfla, devint dure et douloureuse. Enfin, au bout de quelques jours, l'enflure gagna le visage, la gorge et le bras même et la fièvre survint.

Un chirurgien du faubourg Saint-Sever, qui se trouva à Sotteville, vit Mathieu ; il lui trouva la gorge gonflée et d'une douleur extrême, le visage et les yeux bouffis, la lèvre parsemée d'ulcères et d'escarres gangréneuses ; il fit une saignée du bras.

Les bonnes gens, peu accoutumés à se faire traiter de maladies, ne rappelèrent pas le chirurgien. Les accidents firent des progrès dans la gorge, gagnèrent la poitrine, et prirent les apparences d'une péripneumonie, accompagnée néanmoins des accidents primitifs et caractéristiques de malignité dont j'ai déjà parlé.

M. l'abbé Guérin, à qui la mère de Mathieu apporte tous les jours du lait, m'avertit le vendredi 7 avril de cette singulière maladie. Je fus à Sotteville le dimanche. Mathieu était mort le vendredi même qu'on nous avait avertis de son état, et je ne pus qu'apprendre de ses parents et de son chirurgien les particularités que je viens de raconter.

Comme il me paraît constant que la morsure du canard est la cause de la mort de Mathieu, cette enflure de la lèvre, de la gorge et du visage; ces escarres gangréneuses sont autant de signes qui dénotent le caractère venimeux de cette morsure; celle-ci n'a pu être telle de la part du canard qu'en supposant que sa salive a reçu cette mauvaise qualité de la double fureur dont l'animal fut saisi par la mauvaise plaisanterie de Mathieu. Cette salive perverse aura pénétré la membrane interne de la lèvre du blessé. Naturellement délicate, elle se sera mêlée à sa salive, lui aura communiqué sa contagion, aura injecté les canaux et tous les organes solidaires voisins et par eux tous les nerfs et les esprits de la machine, d'où s'est ensuivi la fièvre et enfin la mort.

Cette observation m'a paru bonne à joindre à celles qui tendent à prouver que la morsure des animaux de toute espèce devient venimeuse par un certain degré de colère; que les animaux venimeux ne sont tels que quand ils sont animés de cette passion et que, par conséquent, le venin, les virus, et j'ose ajouter la plupart des maladies ont leur siège dans les esprits. » On n'était point non plus d'accord sur le nombre d'espèces animales chez qui le mal rabique pouvait se développer spontanément. Les querelles sur l'origine monogénique ou au contraire polygénique de l'affection continuaient toujours; Andry, Enault et Chaussier, Sauvage, tenaient encore pour l'opinion émise autrefois par Cœlius Aurélianus et reproduite tant de fois depuis lors. Cependant une réaction tendait à se produire, même chez les auteurs précédents qui n'admettaient la production spontanée de la rage chez les espèces animales autres que celles appartenant au genre canis ou felis qu'avec beaucoup plus de réserve, qu'on y avait mis autrefois. Lecamus écrit « qu'avant toute chose, il est nécessaire de remarquer qu'il n'y a que les chiens, les loups et les renards qui engendrent la rage de leur propre faute ; les autres animaux ne deviennent enragés que par communication ». Certains allaient même jusqu'à dire, à l'exemple de Galien, que le chien enrage seul, d'une manière spontanée. Mais cette idée n'était pas acceptée par les médecins qui avaient pu observer dans les campagnes, les ravages affreux qu'y faisaient les loups enragés.

Cas de rage cités par Baudeaux.

1° 16 novembre, paroisse de Giri, deux hommes sont mordus par un chien enragé (bras droit et jambe droite).

2° 11 mars 1766, paroisse de Munot, blessure au poignet droit par chien enragé.

3° 1766, paroisse de Baulieu, dans le Sancerrois, plusieurs personnes mordues par loup enragé.

4° 1766, enfant mordu à la cuisse droite par chien enragé, à la Charité-sur-Loire.

5° 18 juin, Cyprien Laporte, mordu, à Saint-Borusse, par un chien enragé.

6° 22 juin, Feuilletin, de la paroisse Raveau, mordu par un chien enragé.

7° 10 juillet, épidémie de rage à Trousange, à la suite de morsures par chien enragé.

Rage du loup. — On en jugera par les exemples suivants. En 1751, dit Darluc, une louve enragée se jeta subitement, la nuit du 22 juin, au milieu d'une foule de moissonneurs qu'elle trouva endormis dans les champs de Puget. Elle en mordit la plus grande partie au visage. Deux pèlerins italiens qu'elle rencontra couchés sur le bord du grand chemin de Fréjus, furent encore plus cruellement maltraités. Le plus jeune eut tout son corps criblé de coups de dents et les fesses dévorées. On la vit la nuit suivante traverser à la nage la rivière d'Argence, s'élancer dans la cabane du batelier et y mordre Claude Abeille, son fils, sur le bras ; un muletier catalan eut le visage déchiré, elle se précipita ensuite, à une lieue de là, dans une grange de P. Raphaël où elle déchira Emmanuel Bœuf, à la bouche, et traita aussi inhumainement quatre de ses compagnons. »

Baudot parle d'un loup enragé qui, en 1765, mordit, dans les paroisses de Giny et de Saint-Bonneau, quantité de bœufs, vaches, moutons, plusieurs chiens devinrent ses victimes, et les hommes ne furent pas ménagés non plus, car l'animal furieux mordit Pierre Duplain, les deux fils d'un nommé Bosquet, la veuve Perronnet et la femme du nommé Thibaudat. Il semble que les loups avaient joué dans la France, du XVIIIe siècle, le rôle qu'on leur assigne maintenant en Russie. Les cas de morsures par loups enragés que nous avons relevés dans les auteurs contemporains, le *Journal de Vandermonde*, les mémoires pour les prix de la Société royale de médecine sont innombrables. Les personnes atteintes ainsi par un loup enragé étaient considérées comme perdues, et voici les raisons que donne un auteur du temps pour expliquer ce qui fait le grand danger dans les cas de ce genre. « Le levain rabieux dans un animal féroce, maigre, affamé, tel que le loup, doit être naturellement plus âcre, plus virulent que dans un animal d'un caractère amical, nourri de la main de l'homme, dont il est le compagnon fidèle. » Les raisons qui suivent sont fort bien déduites : le chien enragé ne mord souvent qu'aux jambes et aux parties inférieures qui sont couvertes. Le loup s'élance et se dresse, il lutte pour ainsi dire face à face avec ceux qu'il attaque et ses morsures sont d'autant plus dangereuses que souvent elles sont faites à des parties nues, au visage, au cou, aux mains ; le plus ordinairement le chien ne mord qu'en passant, mais le loup plus carnassier est aussi plus acharné. Il ne se contente point de mordre, il déchire en lambeaux, il s'acharne et fait de nouvelles blessures aux parties que la première blessure avait mises à découvert. Par là, il insinue plus profondément et plus intimement le venin dans le tissu des chairs. » La rage du *chat* avait été trop bien établie par les auteurs de la renaissance et par l'expérience de chaque jour pour qu'elle fût sérieusement contestée ; le *Journal de Vandermonde* en contient de nombreux exemples. Les écrivains du xviiie siècle commencent aussi à nous parler d'épizooties de rage sur les renards.

Les dégâts que commettaient les loups, les chiens et les renards en France, durant le xviiie siècle, paraissent vraiment avoir été considérables, non pas que le mal ait été plus fréquent dans cette période qu'aux époques précédentes, mais parce que ses ravages étaient constatés et non plus passés sous le silence comme autrefois. Le *Journal de Vandermonde*, les mémoires présentés à la Société royale de médecine, renferment une quantité effrayante de cas de rage. Les pertes en bestiaux devaient être très considérables, mais les hommes non plus n'étaient point épargnés. Housset nous a laissé la relation d'une épizootie de rage les environs d'Auxerre qui fit de très nombreuses victimes. Darluc a signalé de nombreux faits de contagion dans les environs de Fréjus, dans le seul cours de quelques années. Enault et Chaussier reconnaissent que la rage est fréquente dans les campagnes bourguignonnes. Un règlement de police, que nous transcrirons plus loin, porte des nombreux cas de cette affection qu'on avait observés dans la généralité de de Paris en 1780. D'autre part on lit dans le mémoire de M. Borel de la Brugeresse : « Le nombre des personnes et des animaux mordus par des chiens enragés fut encore très considérable pendant les années 1760, 1761 et 1762. » Les détails donnés par Baudot ne sont pas moins suggestifs.

La transmission de la rage par *morsure seulement*, telle est l'opinion qui gagne de plus en plus du terrain. Si Huuault parle encore de la contagion possible par l'air et, si Boerhave l'admet encore,

Andry, Enault et Chaussier gardent sur elle le silence et Lavirotte la combat ouvertement dans le *Journal de Vandermonde*: « Il est même du devoir du médecin de combattre ces fausses terreurs, puisque si l'on y ajoutait foi, les malades se trouveraient sans aucun secours dans cet état horrible. Cependant mon exemple n'enhardit point le prêtre, qui apportait au malade l'extrême-onction, car il ne voulut jamais approcher de lui et il soutint que le malade, dont à la vérité le visage était tout couvert d'écume, n'était pas dans un état assez décent pour recevoir l'onction des saintes huiles. »

L'idée de la pénétration du virus de la rage par *simple contact* avec la peau commence aussi à être sérieusement menacée. Voici comment Bouteille s'exprime sur cette importante question : « Pour qu'il y ait contagion, il faut qu'il y ait éraillure de la peau, sans cela la salive, liquide visqueux, ne saurait pénétrer. » Sauvage citait, pour démontrer l'action inefficace du simple contact, l'histoire du chirurgien Lamorier, de Montpellier, qui ayant mis le doigt dans la gorge d'un homme enragé, ne contracta point la rage. Bouteille cite aussi, à l'appui de cette opinion, l'observation de la garde qui soignant un homme en pleine rage, retirait avec son doigt les mucosités épaisses qui obstruaient la gorge de son malade, sans en ressentir plus tard le moindre inconvénient. Dans le tome V du *Journal de Vandermonde*, le frère Duchoisel cite des personnes qui, ont marché impunément les pieds nus sur des crachats d'individus en pleine affection rabique.

Mais on savait que la morsure elle-même ne suffit pas toujours à déterminer la rage. Andry en a donné une preuve typique en rapportant l'histoire de ce vieillard qui, quoique cruellement mordu par un loup enragé, n'eût point cependant à souffrir des atteintes du mal rabique. Sauvage, Enault et Chaussier, etc., font les mêmes réserves.

Il se posa alors une question bien importante, celle de savoir quelles étaient les morsures les plus dangereuses. *L'action protectrice des vêtements* est nettement indiquée dans cette phrase d'Enault et Chaussier : « Les morsures qui sont faites à travers des vêtements épais sont moins dangereuses que celles qui sont faites à des parties découvertes. La dent est essuyée et quelquefois elle ne porte pas le venin jusque dans la blessure, ou bien, elle est en plus petite quantité et les accidents seront plus longtemps avant de se déclarer. » Ces auteurs font remarquer aussi que la morsure d'un animal faible et timide et qui est dans le premier âge de la maladie (Boerhave) est moins profonde et aussi moins dangereuse par la force de son venin. Comme Martin Lister ils insistent sur le péril extrême que font courir au malade les *morsures au visage :* « Les morsures qui pénètrent dans la bouche, celles qui sont au visage, aux lèvres, au cou, sont plus graves et exigent des attentions particulières. » Cette notion de la gravité spéciale des morsures au visage commençait du reste à être de notion vulgaire et tous ceux qui préconisaient un spécifique ou bien l'emploi de tel ou tel médicament tel que le mercure, le musc, etc., rappelaient que des traumatismes de ce genre nécessitaient une dose double ou triple du remède. Aussi Duhamel de Monceau, le célèbre académicien, faisait administrer une quantité double du remède de Soleyssel quand le siège de la plaie était la tête, et le curé Joyant dit formellement que les morsures au visage et aux doigts sont celles qui font courir le plus de péril aux malades. Nous avons vu plus haut que l'on redoutait tout particulièrement les morsures des loups. Et cependant l'idée de la rage spontanée chez l'homme n'était pas encore complètement abandonnée. Elle était admise par des auteurs tels que Boerhave, Van Swieten, Sauvage, Andry, Enault et Chaussier, à titre de rareté exceptionnelle il est vrai. Le *Journal de Vandermonde* en a publié plusieurs exemples dus à Darluc, Lavirotte, etc., et dans lesquels l'origine du mal avait été attribuée à une insolation prolongée, à des excès de travail, etc. Sanchez, professeur à l'Université de Toulouse (voir *Opera Francesci Sanchez*, t. I, *Lib. de observat. in praxi*, p. 375), et le docteur Innes, de l'Université d'Edimbourg, en publièrent chacun un cas et cependant Bouteille commençait à dire : « Cette hydrophobie spontanée est aussi différente de la rage venimeuse qu'une gonorrhée simple l'est de la gonorrhée vénérienne. » Nous avons vu plus haut qu'Andry, tout en admettant la rage spontanée chez l'homme, reconnaissait cependant que l'hydrophobie qui survient

sans morsure est le plus souvent symptomatique d'affections diverses dont il fait longuement l'énumération.

Les connaissances sur les lésions anatomiques de la
rage n'avaient pas fait de progrès notables et il ne
pouvait en être autrement puisque les altérations que
cette affection détermine ne peuvent se voir qu'au
microscope. On avait signalé des congestions, des
inflammations de l'arbre aérien et du tube digestif.
Mais Portal, dans sa dissertation sur la rage, reconnaît que ces faits ne sont pas constants pas plus que les
lésions nerveuses. On trouvera à la fin de ce travail
le passage où Morgagni a dit tout ce qu'on savait de
son temps sur ce sujet. D'ailleurs, l'examen des cadavres des rabiques n'était pas regardé comme sans
péril. Sans rappeler les idées émises par Valeriola,
Codronchi et Fabrice de Hilden, rapportons l'anec-
dote suivante :

Un savetier ayant été mordu par un chat, mourut
de la rage à l'Hôtel-Dieu, où on l'avait transporté.
Saviard résolut d'en faire l'autopsie et malgré la résistance acharnée des religieuses, il parvint à l'exécuter
avec l'aide de son frère, chirurgien au même hôpital.
« Cette autopsie, dit-il, mit tout l'hôpital en mouvement, les bonnes sœurs se crurent menacées de la
rage, ainsi que toutes les personnes qui avaient
assisté à l'ouverture du corps. M. le chevalier de
Pointcaré, qui en était, fit le voyage de Dieppe pour
être plongé dans la mer. Les dames religieuses
prièrent monsieur Grancey, archevêque de Rouen, de

venir les guérir par l'application d'un remède secret qui lui était particulier et dont il cachait soigneusement la composition, et comme il fallait que cette application se fît à jeun et que la composition du remède devait être réitérée pour chaque malade, il était plus de trois heures de l'après-midi avant que les dernières pussent manger. Cependant, les dames n'étant pas encore revenues de leurs craintes par cette mystérieuse opération, elles firent venir le jeune chevalier de Saint-Hubert qui nous toucha tous et nous préserva de telle sorte, qu'aucun de nous n'a eu dans la suite aucune atteinte de ce mal. » (Saviard, *Recueil d'observations chirurgicales*, in-12, 1784, p. 330.)

Symptômes de la rage chez le chien. — Les symptômes de la rage chez le chien ont une telle importance au point de vue prophylactique que les auteurs du XVIII siècle leur ont, ainsi que leurs prédécesseurs, accordé une attention toute spéciale. Le tableau morbite que leur avait laissé Rufus d'Ephèse et surtout Avicenne n'a point été surpassé, mais cependant ils ont corrigé quelques-unes des erreurs qu'avaient commises leurs devanciers. Ceux-ci, par analogie avec ce qui se passait chez l'homme, avaient soutenu que les animaux atteints de rage ont de l'aversion pour les liquides et que, malgré la soif ardente dont ils sont dévorés, ils refusent de boire. Or, Bouteille montre que c'est là une opinion beaucoup trop généralisée, et que les choses sont loin de se passer toujours ainsi, et en effet le *Journal de Vandermonde* avait publié

quelques observations qui étaient nettement contraires
à l'idée d'hydrophobie chez le chien et le loup enragés.
Aussi les auteurs de la dernière moitié du xviii° siècle
n'admettent plus celle-ci qu'avec des restrictions. Voici
ce qu'en disent Enault et Chausser : « La répugnance
et l'horreur de l'eau paraît être dans tous les animaux
le signe le plus certain du second degré de la rage ;
cependant, plus d'une fois on a vu des chiens, des
loups, dont la rage était bien constatée, boire abondamment après avoir mordu des personnes... On les a
vus traverser des rivières et se détourner même de leur
route pour mordre des ouvriers occupés au milieu d'un
ruisseau. » On commençait aussi à protester contre les
couleurs trop sombres dont on avait dépeint le mal
chez le chien et notamment sur sa méconnaissance de
ses maîtres et son envie continuelle de mordre. « Même
chez les animaux enragés, la rage n'est point continuelle, affirme Bouteille. Plusieurs observations le
prouvent, notamment celle de M. Guillemeau sur une
chienne enragée (*Journal de Vandermonde*, XXXIX)
qui caressa son maître et les voisins avec les plus
vives démonstrations de joie, quoiqu'elle eût mordu et
qu'elle mordit encore plusieurs personnes dont la plupart moururent enragées. » Rappelons à ce sujet que
Palmarius avait déjà signalé l'existence de rémissions
dans la rage canine et qu'Avicenne avait dit que le
chien enragé reconnaît souvent son maître et le flatte,
mais qu'il cherche néanmoins à lui échapper.

Rage chez l'homme. — La description de la rage

chez l'homme fit peu de progrès, et on peut s'en convaincre si on lit, par exemple, la description d'Andry et de Sauvage et qu'on la compare avec ce que nous a laissé sur la symptomatologie de la rage humaine, Salius Diversus. On eut même le tort d'exagérer beaucoup l'importance de la douleur à l'endroit mordu. Mathieu s'exprime ainsi sur son compte dans le mémoire qu'il a présenté à la Société royale de médecine : « Dans le cas de transmission du venin de la rage au moyen d'une blessure, l'on est toujours averti que la maladie va éclater par la douleur, pour ainsi dire brûlante, qui s'empare de la partie blessée, par la phlogose ou inflammation plus ou moins considérable qui y survient. » Nous avons vu, du reste, plus haut, l'importance qu'on ajoutait à ces phénomènes. Plusieurs en faisaient la cause de tous les accidents. L'envie de mordre qu'avaient signalée tous les auteurs anciens, n'est pas admise par plusieurs des écrivains du xviii⁰ siècle. Bouteille se prononce énergiquement contre cette supposition et montre, ce qui est vrai, que le tempérament, les mœurs, l'instinct de l'homme civilisé ne le porte pas vers un acte qui est l'apanage des brutes. Sauvage, dans sa monographie sur la rage, déclare qu'il a vu un enfant de douze ans et une fille plus âgée devenir hydrophobes et succomber bientôt aux progrès du mal, sans avoir jamais présenté ce symptôme. Darluc déclare n'avoir observé qu'une fois ce phénomène que Salius Diversus avait déjà contesté chez beaucoup de malades. Le frère Duchoisel ne l'a point observé. Aussi, Bouteille conclut en ces termes :

« Cette fureur de mordre peut appartenir aux brutes ou à des gens grossiers dont l'humeur rustique et violente s'assimile en quelque sorte à la fureur des bêtes, et même chez les animaux enragés l'envie de mordre n'est point continuelle. »

Traitement. — Certes la cautérisation au fer rouge recommandée déjà au premier siècle de notre ère par Celse n'était point négligée. Malheureusement beaucoup devaient penser comme Enault et Chaussier. « Il est donc évident que le traitement local suffit seul. La raison l'indiquait déjà, l'expérience l'a prouvé, mais comme l'application du fer rouge n'est pas convenable à toutes les blessures, comme elle n'est pas toujours facile, enfin comme elle paraît cruelle et répugne à la sensibilité du plus grand nombre des blessés, les praticiens se sont adressés à d'autres moyens. » Voici ce que dit sur le traitement local, un auteur dans le *Journal de Vandermonde* : « Le traitement local a été mis en usage dans tous les temps. Les anciens en faisaient le plus grand cas. Ils faisaient saigner la plaie, l'agrandissaient en la dilatant. Ils appliquaient des ventouses pour attirer tout le venin à l'extérieur, le cautère actuel et les caustiques leur étaient familiers et après avoir ainsi travaillé à éteindre le virus par ces moyens actifs, ils avaient soin d'entretenir la suppuration pendant très longtemps. » Ces pratiques, les médecins du XVIIIe siècle, du moins la plupart d'entre eux, continuaient à les mettre en usage. Le livre de Hunault, celui d'Andry, celui d'Enault et Chaussier le prouvent abondamment Le beurre d'antimoine jouissait d'une grande réputation comme caustique et voici ce que nous avons trouvé dessus dans le *Journal de Vandermonde*, 1784, t. LXII, p. 316 :

« Je n'ai pas employé le fer ardent pour cautériser les plaies ; il effraie tous les malades, il n'est pas aussi facile à manier et ne brûle pas avec autant de précision que les caustiques. Parmi ceux-ci j'ai choisi le beurre d'antimoine liquide, parce qu'il brûle plus profondément et avec moins de douleurs, que les escharres qu'il forme tombent plus promptement ; et qu'il n'occasionne aucun des accidents qu'on a quelquefois à redouter des autres. »

Je n'applique pas le beurre d'antimoine au premier pansement, parce que j'ai remarqué qu'il était décomposé par le sang, qui s'écoule en plus ou moins grande quantité, et qu'il se précipitait sous la forme d'une espèce de poudre d'algaroth qui n'est plus corrosive ; et, effectivement, les escharres qui en résultent ont beaucoup moins d'épaisseur, en ce cas, aussitôt après leur chute, il faut recommencer l'application.

Je n'ai rencontré que deux fois des parties dangereuses à brûler, et je me suis repenti de les avoir ménagées. Quand on a une maladie aussi grave et aussi dangereuse que la rage à redouter, il faut faire des sacrifices. Si l'occasion se présente de nouveau, je n'hésiterai pas, je ne ménagerai rien que les artères considérables dont l'ouverture pourrait entraîner en peu de temps la perte du malade.

Au troisième pansement, j'enlève les vessies que le vésicatoire a produites, et j'applique en place un linge garni d'onguent de la mère, ou recouvert de beurre frais, je continue ce pansement jusqu'à ce que l'escharre soit détachée, ce qui arrive le 6 ou le 7 au plus tard.

Lorsque l'escharre est tombée, je mets dans l'ulcère, suivant sa grandeur, un ou plusieurs pois, ou des morceaux de racine de gentiane, ou d'iris de Florence, pour entretenir la suppuration comme celle d'un cautère. Si la plaie est fort large, et qu'il y ait des lambeaux d'emportés, je la remplis avec des bourdonnets garnis de suppuratif. A mesure que les chairs reviennent, je les brûle de nouveau avec le beurre d'antimoine. J'applique aussi le vésicatoire à différentes reprises ; enfin je ne permets à la plaie de se cicatriser qu'après quarante jours révolus.

J'ordonne pour tout remède interne l'alcali volatil fluor, dans une infusion de fleurs de sureau, à la dose, pour les adultes, de 12 gouttes matin et soir, que je diminue pour les enfants à proportion de l'âge. Je n'attribue à ce remède aucune vertu pour guérir la rage, mais je l'emploie comme tonique et sudorifique. Plusieurs de mes blessés n'en ont point pris et ne s'en sont pas plus mal trouvés.

Le fluor avait été proposé dans le même but par plusieurs médecins, notamment par M. de Lasonne et par Hernet, maître ès art et chirurgien de Monsieur, à Montdoubleau. Celui-ci publia en faveur du nouveau caustique l'intéressante observation qui suit :

Journal de Vandermonde, t. 62, p. 604. — Observations sur un hydrophobe, guéri par l'alcali volatil fluor et les vapeurs du vinaigre bouillant, par M. Hernet, maître ès arts et chirurgien de Monsieur, à Mondoubleau.

Le 9 mai 1784, François Haber, âgé de dix-neuf ans, demeurant aux Molleries, paroisse de Savigny, fut mordu par un chien enragé qui, par trois fois, s'élança sur lui pour le mordre au visage. Haber, n'ayant point d'armes pour se défendre, présenta ses mains que le chien mordit. A la troisième morsure, la main gauche s'étant trouvée presque tout entière dans sa gueule, Haber, de son autre main, prit le chien par la peau du cou, le renversa par terre et se coucha dessus pour mieux s'en rendre maître ; c'était un très gros mâtin ! Il le tint sous lui pendant plus d'un quart d'heure, jusqu'à ce qu'un de ses frères fût venu à son secours et lui eut cassé les quatre pattes. Il eut les deux pouces rongés, déchirés horriblement, et les mains percées en deux endroits. Il fut, dès le même jour, avec son frère aîné, qui avait été mordu aux deux cuisses, un quart d'heure avant lui, par ce même chien, chez M. le marquis de Châtellin, seigneur de sa paroisse, qui lui administra un remède de simples qu'il donne avec succès depuis plus de quarante ans. Les plaies furent lavées à l'eau salée et pansées fort simplement ; le lendemain, elles furent très douloureuses,

enflammées et rendirent une matière roussâtre ainsi
que les jours suivants. Le 16, il éprouva des malaises,
ne dormit point dans la nuit. Le 17, il se leva avec un
violent mal de tête et fut obligé de se recoucher à
midi. La fièvre le prit le soir; les mouvements convulsifs devinrent universels pendant la nuit et il eut du
délire. Le 18, il fut sans connaissance jusqu'à midi.
Depuis midi jusqu'au soir il ne voulut point boire.

Le 19, je trouvai le malade presque froid, pouvant
à peine parler; le malade avait des mouvements convulsifs, de fréquentes angoisses, des anxiétés précordiales, une douleur dans la poitrine qui lui gênait
beaucoup l'inspiration.

Dans le *Journal de Médecine* du mois d'août 1773,
M. Beaussier de la Bouchardière, docteur en médecine
à Vendôme, rapporte l'observation d'une jeune fille
qui devint enragée le dixième jour de sa morsure;
malgré l'usage du mercure, des anti spasmodiques, de
l'eau de Luce, qui lui furent administrés dès le premier
jour, ce médecin eut toutes les peines à la sauver. Le
Dr Nugent, qui guérit un hydrophobe par l'usage de
l'opium ne l'aurait certainement pas donné à cet ago-
nisant, et M. A. Leroy n'aurait pas non plus cherché
à suspendre l'activité du principe vital.

Je crus qu'il n'y avait que l'alcali volatil fluor qui
pût me laisser quelque espoir; j'en fis prendre au
malade environ 60 gouttes en deux fois; on lui en
administra ensuite 12 à 15 gouttes de deux en deux
heures pendant la nuit; dans une décoction d'une once
de quinquina dans un verre d'eau, je mis 50 gouttes

d'eau de Luce et le jeune homme en prit une cuillerée d'heure en heure. J'ordonnai qu'on le tînt une demi-heure exposé à la vapeur du vinaigre bouillant et qu'on répétât ce bain de quatre heures en quatre heures. Cette pratique eut le plus grand succès et le 22 tout mouvement convulsif avait cessé! La guérison s'est maintenue. »

Mais tous ne s'accordaient point sur la question de savoir si les médications diurétiques, purgatives, sudorifiques, présentaient une utilité réelle, car les uns regardaient, à l'exemple de Pouteau et de bien d'autres, comme purement locale pendant que les autres admettaient la pénétration du virus dans les humeurs de l'économie. Nous avons vu plus haut comment Darluc s'était efforcé de combattre l'opinion de ces derniers. Quoi qu'il en soit les mercuriaux avaient peu à peu pris une vogue dont on se ferait difficilement une idée. Pour beaucoup, les différentes préparations hydrargyriques étaient un véritable spécifique contre le virus de la rage et les accidents qu'il détermine. Andry a fait l'historique complet de ce mode de traitement. Nous croyons devoir transcrire ici l'excellent paragraphe qu'il a consacré à cette question.

DU MERCURE ET DE SES DIFFÉRENTES PRÉPARATIONS

Ravely, le premier parla du mercure à l'intérieur pour guérir la rage. Dans un ouvrage : *Traité de la*

Maladie de la Rage, il conseille des bols composés avec : de l'antimoine, du cinabre, du sel de corne de cerf et du camphre.

Daniel Tauvry le cite comme spécifique en 1699.

En 1715, Astruc, assure que le mercure est antidote de la rage.

En 1738, Desault conseille le mercure et lui associe la poudre de Paulmier. Cantwel, à Londres, propose le mercure.

En 1748, Boissier de Sauvage, dans une dissertation sur la rage, conseille les frictions mercurielles contre la rage.

En 1749, Petiot déclare : « hydrargyrosa neque rejicendia, neque penitus admittendia.

Darluc se montre favorable à la méthode des frictions mercurielles.

En 1756, Bellet admet l'utilité des frictions mercurielles et y joint l'usage des pilules mercurielles purgatives (méthode de Choisel). Les guérisons obtenues sont nombreuses.

En 1757, Arrigon prescrit le mercure, suivant la méthode de Desault.

En 1759, Duhamme dit que les frictions mercurielles offrent un remède préservatif et curatif de la rage et cite trois observations. En 1776, dans un autre ouvrage, il indique son traitement : aux frictions de pommade mercurielle, il joint les saignées, vésicatoires, purgatifs, etc.

En 1761, Hagg cite l'observation de six personnes mordues par un chien enragé, une mourut, les cinq autres guérirent. On les traita par des vésicatoires sur les plaies, des pilules dans lesquelles entrait le mercure doux, et les frictions mercurielles.

En 1770, Ottmann publie une observation du professeur Erhmann, sur l'efficacité de la salivation dans la cure de l'hydrophobie. Un jeune homme mordu fut soigné à l'hôpital de Strasbourg. On lava la plaie, on y fit de profondes scarifications et on y mit un vésicatoire. Le malade fut saigné et immédiatement on employa les frictions mercurielles, et le mercure doux à l'intérieur. Le troisième jour il saliva et le quatrième, la salive rendue était de presque une livre. Le cinquième jour, hydrophobie. On renouvelle saignée et purgations et on rapproche les frictions. Le onzième jour, l'hydrophobie commence à diminuer et l'amélioration continue les jours suivants. Au bout d'un mois, guérison complète.

En 1770, Baudot est envoyé pour soigner des personnes atteintes de rage. Sur six mordues, cinq étaient déjà mortes. Baudot soigne le dernier par les frictions mercurielles et le guérit. Trois hommes et une jeune fille, furent ensuite guéris par ce moyen.

Pour donner un exemple des observations que l'on trouvait en foule en faveur du traitement mercuriel, nous allons publier celles de Darlue, qui firent le plus de bruit, au temps de plus grande faveur de ce traitement. (*Journal de Vandermonde*, t. III, p. 182.)

1re *Observation*. — Une louve enragée sortant du bois de la Mole, terre appartenant à M. le marquis de Suffren, parcourut rapidement dans une nuit du mois de juillet 1747, tout le terrain de Cogolin et mordit un grand nombre de personnes et d'animaux domestiques, chevaux, chiens, sans épargner les troupeaux.

La plupart de ceux qui furent blessés eurent recours aux dévotions qu'on est en usage de pratiquer en ces occasions ; quelques-uns allèrent se baigner à la mer, pansèrent leurs plaies simplement, et moyennant ces précautions se crurent fort en sûreté.

Deux seulement eurent recours à moi ; Joseph Lenequier et son berger de la Garde-Fuinet ; le premier avait reçu plusieurs coups de dent à la joue, et son berger avait la lèvre supérieure percée de la largeur de deux grands travers de doigt, avec déchirement de la gencive.

Le premier paraissait troublé à l'excès et avait déjà fait ses dernières dispositions, il attendait la mort avec un effroi inexprimable.

Je n'eus garde de réunir par la suture la lèvre déchirée de son berger ; je me servis seulement d'un bandage contensif pour rapprocher les parties divisées, afin que la pommade mercurielle dont je chargeai les plaies eût le temps d'y séjourner davantage et que la suppuration fût plus longue. Cette manœuvre amena une cicatrice plus retardée et un crachotement continuel dans l'un et dans l'autre, qu'on aurait pu caractériser dans certains jours de petits flux de bouche et que j'entretins tout le temps convenable par des légères frictions le long des bras et des épaules, le tout accompagné des remèdes et du régime nécessaire à l'administration du mercure. Insensiblement les plaies se fermèrent, et j'eus le plaisir de les voir tous les deux vingt jours après exempts de craintes et parfaitement guéris.

Je fis aussi avertir la plupart des personnes qui avaient été mordues que je les traiterais charitablement et qu'ils n'avaient qu'à se rendre au plus tôt chez moi. J'étais bien aise de vérifier par moi-même si le mercure était le spécifique que la médecine cherche depuis long-temps contre la rage ; mais je ne fus pas assez heureux pour persuader ces paysans dont la plupart, entièrement guéris de leurs plaies, croyaient n'avoir plus rien à craindre, la prévention publique augmentait double-ment leur sécurité. Tous moururent de la rage.

3e *Observation*, p. 198. — En 1748, au mois de dé-cembre, un chirurgien ayant été mordu par un chien enragé, sur le dos de *la main, partie très dangereuse* comme l'on sait, rêvait chaque nuit à des combats avec des loups et des chiens enragés, et s'éveillait alors saisi d'épouvante et couvert de sueur.

Il me fit part, vingt jours après, de son trouble. L'application de la pommade mercurielle réitérée jour-nellement sur la plaie, et quelques doses de la poudre de Palmarius le préservèrent de la rage.

Mais le mercure n'était point seul à posséder la con-fiance des médecins. D'autres médications, quoique moins renommées, avaient aussi leurs partisans. Ainsi voici un spécifique qui a eu un moment beaucoup de vogue dans nos provinces du centre. Nous en trou-vons la recette dans le tome VI du *Journal de méde-cine de Vandermonde*, page 151 :

Journal de Vandermonde, t. VI, p. 151. — *Remède souverain contre la rage, qui a été éprouvé pendant près de 30 ans sur environ cinq ou six cents personnes mordues par des animaux enragés*, par M. le Joyant, curé de Notre-Dame de la Quinte, près Le Mans.

Prenez de la reine des prés, de polypode de chêne, de petite centaurée, d'absinthe, de millepertuis, de plantain, de rue, de bétoine, d'armoise, de mélisse dite piment, de sauge, de verveine, de menthe, et des écailles d'huitre calcinées ; cueillez ces plantes quand elles sont en fleurs. Faites-les sécher à l'ombre ; réduisez-les en poudre, passez-les au tamis séparément ; mettez de chacune parties égales et trois fois autant de poudre d'écailles d'huitres calcinées ; mêlez le tout exactement et conservez-le dans un pot de terre récemment cuite et sans vernis. Il faut renouveler ces plantes tous les ans.

Prenez un gros de ces poudres, faites-les infuser du soir au matin dans un bon verre de vin blanc et donnez-les à boire à jeun à celui qui a été mordu ; on le laissera trois heures tranquille sans lui donner aucune nourriture et on le fera tenir au lit pour qu'il se maintienne en sueur ; on réitère pendant trois jours les mêmes prises. On fera de plus saigner les plaies, et on les tiendra ouvertes, en les bassinant avec du vin blanc très chargé de sel commun et en y appliquant des cataplasmes faits avec les poudres ci-dessus infusées

dans du vin ordinaire. On continue ces remèdes extérieurs juqu'à la guérison. Si les plaies paraissaient fort
envenimées, il faudrait les scarifier. Comme le virus de
la rage fait quelquefois des progrès très rapides, on
n'attendra pas que celui qui a été mordu soit à jeun ;
mais seulement on lui donnera le remède trois heures
après avoir mangé.

Il faut augmenter ou diminuer le poids et le nombre
des doses, à proportion de la morsure, de l'âge et de
la force du malade.

Les plaies sont plus dangereuses au *visage*, aux
doigts, à la poitrine, que partout ailleurs ; ceux qui
usent de ce remède sur-le-champ guérissent ordinairement avec trois ou quatre prises tout au plus ; quand
le mal est invétéré, il en faut six, sept, huit ou neuf.
Pour ceux qui ne pourront pas avaler le vin avec les
poudres, on y suppléera en les faisant infuser dans le
même vin pendant 12 heures et en faisant ainsi boire
ce vin que l'on aura clarifié ; il faut dans ce cas augmenter les doses et en donner plus souvent.

A l'égard de ceux qui ne peuvent pas boire, on leur
fera prendre avec la thériaque en bols, ou en omelette
faite avec des jaunes d'œufs et de l'huile de noix.

On donne ce remède aux nourrices, quand les enfants qui ont été mordus sont à la mamelle. Les femmes
enceintes peuvent le prendre *sans danger*.

Quand la rage s'annonce par un air mélancolique,
des accès de fureur, on doit hâter l'effet du remède, en
redoublant les doses.

Enfin, quand le malade est hydrophobe, il faut

avant tout prendre la sage précaution de le lier sans le faire souffrir, et de tâcher de toutes sortes de façons de lui faire avaler ces poudres, ce qui est très difficile : on peut choisir l'intervalle de ses accès pour y réussir et donner les poudres en petites pilules.

Les plaies faites au visage sont très dangereuses, mais ne sont pas mortelles. J'ai vu plusieurs personnes mordues au-dessus du sourcil, à la lèvre, à la joue, à la langue, que j'ai cependant parfaitement guéries avec ce remède.

De cinq ou six cents personnes attaquées de la rage que j'ai traitées, il ne m'en est mort que six, qui n'ont pas observé de régime et auxquelles ce remède a été mal administré. M. Senac, premier médecin du roi, dont tout le monde connaît le zèle particulier pour les progrès de la médecine et pour le bien public, a reçu différents certificats de médecins légalisés qui attestent toutes ces cures.

Bouteille, qui a fait sur la rage un excellent mémoire qui a reçu un second prix à la Société royale de Médecine et que nous avons eu bien souvent l'occasion de citer, était partisan non du mercure, mais de la poudre de valériane, qui passait pour souveraine dans les affections spasmodiques. Les résultats incontestables qu'on en obtient dans l'hystérie firent naître un espoir que les événements devaient plus tard cruellement démentir. Comme cela arrive si souvent pour les nouveaux remèdes, quelques succès heureux semblèrent tout d'abord prouver l'efficacité du remède, et

Bouteille publia dans le tome XXXXVI du *Journal de Vandermonde*, l'article qui suit (page 544) :

« Les bons effets que j'avais obtenus de la valériane dans les maladies convulsives me firent naître l'idée que cette plante était un remède à éprouver dans la rage, maladie dont tous les symptômes manifestent le caractère convulsif.

Je me confirmai dans cette idée par la considération d'une certaine affinité par laquelle l'une et l'autre de ces maladies tantôt se succèdent, tantôt se compliquent mutuellement. En effet, bien des hydrophobes, dans les accès violents de leur rage, ont des convulsions semblables aux épileptiques, et plusieurs épileptiques ont, après leur paroxysme, une véritable horreur de l'eau. On cite, d'après Massa, professeur de médecine à Rome, l'exemple d'une fille épileptique qui devenait hydrophobe au sortir des bains. M. Vandeli, médecin du duc de Modène, a vu pareillement un épileptique qui à l'issue de l'attaque avait, pendant deux heures, une véritable horreur de l'eau. M. Brieu, médecin à Draguignan, raconte qu'un soldat épileptique fut pris du délire et mourut trois jours après d'une hydrophobie spontanée. M. Malpighi nous apprend qu'une femme eut un accès de rage, en conséquence d'une morsure que lui fit sa fille prise d'épilepsie.

Ces observations montrent avec quelle facilité l'épilepsie et l'hydrophobie peuvent se succéder mutuellement, se compliquer ensemble, et indiquent formellement une grande analogie entre elles, sinon dans la nature de leur cause, du moins dans la façon d'agir de ces causes sur les mêmes organes, les nerfs et le cerveau ; d'où il est permis de présumer que la valériane ne sera pas sans efficacité pour produire le même effet dans ceux qui sont menacés des symptômes convulsifs qui constituent la rage hydrophobique.

Il est vrai que la rage est une maladie aiguë et que l'épilepsie est une maladie chronique et périodique. Mais il est facile de reconnaître que cette différence n'en est pas une, du moins essentielle, puisque l'observation nous montre tantôt des épilepsies aussi aiguës et aussi irrégulières dans le retour de leur accès que l'hydrophobie, et tantôt des hydrophobies aussi chroniques et aussi régulièrement périodiques que l'épilepsie : Fabrice de Hilden, d'après Abel Vossius, parle d'une dame chez laquelle la rage revint périodiquement tous les sept ans, pendant trente années. Schmid cite une fille de service qui, guérie de la morsure d'un chien enragé, éprouvait toutes les années, au même temps qu'elle avait été mordue, un léger délire et une certaine aversion pour l'eau et, dans le *Journal de Médecine*, t. XIV, il est dit que Magdeleine Ricard fut constamment attaquée d'hydrophobie les quatre premiers mois de onze grossesses consécutives.

Tous les remèdes antirabiques employés : castoréum, opium, etc., sont tous recommandés aussi contre l'épilepsie ; si donc la valériane guérit aussi l'épilepsie, ne peut-on pas espérer que cette plante conservera, dans l'hydrophobie, la même supériorité qu'elle a dans l'épilepsie : sur la fin de l'hiver 1772, nos cantons furent infestés de beaucoup de chiens enragés, dont la morsure devint funeste à quelques-uns. Il mourut trois ou quatre personnes de cette maladie à Sisteron.

Un de ces chiens, gueule anhélante, accourut sur un jeune enfant, qui était dans un champ à s'amuser auprès de ses parents. Le chien, sans être provoqué, se jette brusquement sur lui, le mord, le déchire partout où il peut avec un tel acharnement que les parents ne purent lui faire quitter prise qu'à coups de bâton réitérés. Deux jours après on trouva le chien, mort de sa maladie, dans un bois.

L'enfant, âgé de sept ans, me fut présenté quelques heures après l'événement. Ses vêtements le garantirent en plusieurs endroits de la dent du chien ; mais la main qui était à découvert, en reçut de cruelles atteintes ; elle était tout ensanglantée et déchirée par différentes morsures fort considérables. Les parents désolés croyaient leur enfant perdu sans ressource. Je rassurai leur tendresse alarmée.

Voici le traitement que je prescrivis :

Je commençai par faire scarifier la plaie aussi profondément qu'il se pût, dans une partie peu charnue et avec les précautions qu'exigeaient les tendons et les nerfs dont elle est nombreusement pourvue. J'y fis appliquer tout de suite des ventouses, et lorsque le sang qu'elles attirèrent et firent couler, eût été essuyé, je fis répandre sur les plaies quelques gouttes d'esprit volatil de corne de cerf. La main fut ointe avec un liniment d'huile d'olives bien douce, animée par l'alcali volatil, et de ce liniment fut frotté l'avant-bras. Je fis réitérer ce pansement plusieurs fois par jour. Je n'oubliai rien pour établir et entretenir une abondante suppuration ; cependant les blessures se cicatrisèrent après quelques jours d'une suppuration médiocre.

Le lendemain du jour de la morsure, je mis l'enfant à l'usage de la valériane. Il en prenait une drachme en poudre dans un véhicule composé de 3 onces de vin blanc et une once d'eau, le matin à jeun, dans son lit. Lss deux jours suivants, la même prise fut réitérée, et le quatrième jour je fis succéder à la valériane une prise purgative faite avec un scrupule de poudre cornachine, 6 grains de jalap, un grain de kermès minéral, le tout mêlé et broyé ensemble avec une pincée de sucre blanc. Il reprit la poudre de valériane les trois jours suivants et fut purgé une seconde fois. Trois nouvelles prises pendant trois jours consécutifs furent suivies d'une troisième purgation. J'ai suivi en cela la méthode dont Chomel use de la valériane dans l'épilepsie.

Je donnai huit jours de repos au malade ; puis le même remède que précédemment et dans le même ordre. Je voulais ensuite en revenir à une troisième reprise, pour que les quarante jours pendant lesquels la maladie se déclare ordinairement, fussent terminés par l'usage du remède, mais le petit s'ennuya et ne voulut plus être médicamenté. L'enfant fut fort gai pendant tout le temps du traitement ; il suait beaucoup dans son lit, après avoir pris le remède, qui, pendant la journée, poussait par les urines. Il ne fut pas plus question d'hydrophobie que s'il n'avait pas été mordu.

Quelque temps après, un berger vint se plaindre à

moi, d'avoir été mordu à la jambe par son chien qu'il avait lieu de croire enragé. Je lui prescrivis les mêmes remèdes, et quelques mois après, il vint me remercier de leur succès.

Les autorités s'étaient préoccupées à plusieurs reprises, en province et à Paris, de faire abattre les chiens suspects. Les parlements, les intendants, avaient édicté à ce sujet des mesures de police et indiqué les signes qui permettent de reconnaître la rage chez le chien. L'intendant de Paris, en 1773, avertit ses administrés, effrayés par de nombreux cas de rage, que le meilleur signe est l'hydrophobie ? A Madrid, en 1763, on tua plus de sept cents chiens dans une journée. Haller est pour le port obligatoire de la muselière ; qu'on amène, dit-il, ceux qui s'y opposeraient, auprès d'un homme atteint de tous les symptômes horribles de la rage. Malgré tout, la maladie allait en s'étendant. Et en 1791, les Barbades, en 1750, la Virginie, en 1768, la Nouvelle-Angleterre, en 1783, Saint-Domingue, sont cruellement désolés par cette maladie, qui, dans certaines de ces régions, semble avoir fait son apparition pour la première fois.

FIN

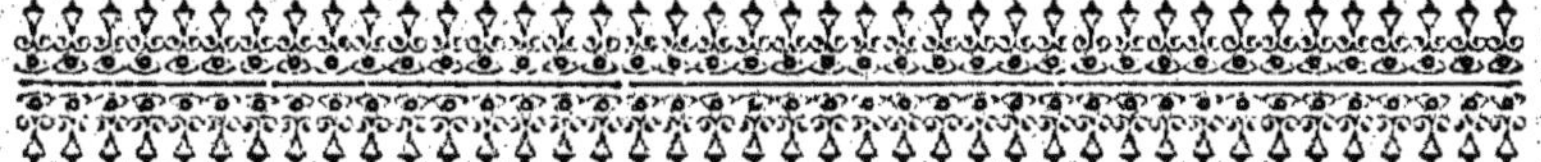

CONCLUSIONS

1° Les anciens nous ont laissé des descriptions remarquables de la rage chez l'homme et chez le chien. Cœlius Aurélianus, Rufus d'Éphèse et Paul d'Egine, sont surtout les auteurs qu'on doit consulter. Dès cette époque commencent les divergences entre les partisans des théories monogénistes et polygénistes La pathogénie humorale est la plus répandue, mais elle n'est point la seule. L'incubation est regardée comme très variable, mais fixée à quarante jours en moyenne. Le diagnostic d'avec la phrénésie (fièvres ataxiques) et certaines formes de folies est déjà tenté par Cœlius Aurélianus. La plupart des médecins préconisent l'emploi du fer rouge et des caustiques énergiques, ainsi que la suppuration prolongée de la plaie. Le pronostic est regardé comme absolument mortel quand les accidents ont éclaté, par Diocoride et Paul d'Egine;

2° Les Byzantins ont fait preuve de la plus humiliante décadence;

3° Les Arabes ont continué les traditions de la

période grœco-romaine. Rhazès, Avicenne, Albucasis, ont formellement déclaré qu'ils avaient vu des cas de rage, preuve que, dès cette époque, la maladie existait en Orient. Leurs descriptions symptomatiques sont remarquables, principalement celle d'Avicenne, qui a inauguré la théorie pythogénique ;

4° Les médecins du moyen âge se sont contentés de copier leurs prédécesseurs ; .

5° Les auteurs de la renaissance, principalement Fracastor, et Salius Diversus, ajoutent beaucoup aux connaissances anciennes, le dernier surtout, qui renouvelle les conceptions pythogéniques d'Avicenne ;

6° Le xviie siècle n'a point beaucoup marqué dans l'histoire de la rage ; cependant c'est à cette époque que remontent les premières recherches anatomopathologiques bien chimériques du reste ;

7° Le xviiie a fait faire de grands progrès à l'étude de la rage, bien qu'un certain nombre d'erreurs, notamment l'*existence spontanée* de la maladie chez l'homme, soient encore admises.

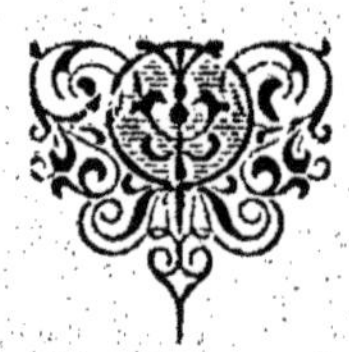

TEXTES

DES AUTEURS GRECS ET ARABES

QUE NOUS AVONS ANALYSÉ DANT LE PRÉSENT

TRAVAIL

ARISTOTE (Texte). — (*Traduction française de Camus.*
Paris, 1783, in-4°).

« Les chiens ont trois maladies : la rage, l'esquinancie et la
goutte. La rage les rend furieux et tous les animaux qu'ils
mordent en cet état, deviennent enragés, si ce n'est l'homme.
Cette maladie emporte et les chiens et tous les animaux que
les chiens enragés ont mordu, excepté l'homme. L'esquinancie
les fait également périr et il est rare qu'ils guérissent de la
goutte. Le chameau est pareillement sujet à la rage. »
(Chap. XXII, livre VIII.)

« Le cheval devient aussi enragé, et alors il a toujours l'œil triste. Le signe de cet état est qu'il baisse les oreilles du côté de la crinière, puis il les étend en avant, il tombe en défaillance et halette. » (Chap. xxiv, livre VIII.)

CELSE. — *Traité de la Médecine.* (Livre V, § XXVII.)

C'est principalement quand la morsure provient d'un chien enragé qu'il faut, à l'aide des ventouses, en extraire le virus. Après cette opération, il faut brûler la plaie, si la partie qu'elle occupe est dépourvue de muscles et de tendons ; mais, s'il est impossible de cautériser, il faut tirer du sang. Lorsqu'on a fait usage du fer chaud, on traite ensuite la plaie comme toutes celles qu'on a soumises à la cautérisation ; et l'on doit se servir de caustiques très énergiques, si la blessure n'est pas de nature à pouvoir supporter l'emploi du feu. Cela fait, on passe sans autre préparation aux moyens prescrits plus haut pour la reproduction des chairs et la cicatrisation des blessures. Quelques médecins ont coutume, lorsqu'une personne vient d'être mordue par un chien atteint de rage, de la mettre aussi dans le bain, de l'y faire suer autant que ses forces lui permettent et de laisser la plaie à découvert afin de faciliter la sortie du virus. Ils lui font prendre ensuite une grande quantité de vin pur, lequel agit efficacement contre tous les poisons et, dans leur opinion, le malade ne court plus aucun danger, après avoir suivi ce traitement pendant trois jours. Quand on n'a pu soigner qu'imparfaitement une morsure de ce genre, il en résulte ordinairement une horreur de l'eau que les gens appellent hydrophobie, affection déplorable dans laquelle cette frayeur de l'eau et le supplice de la soif torturent à la fois le malade. A ce degré du mal, il n'y a plus grand'chose à espérer. Toutefois l'on peut, comme unique ressource, jeter le patient à l'improviste dans une piscine qu'il n'a pu voir, puis s'il ne sait

point nager, le laisser au fond pour le forcer à boire, et de
temps en temps le retirer. S'il est exercé à la natation, on
l'oblige de même à avaler du liquide en le tenant sous l'eau à
plusieurs reprises. C'est ainsi qu'on triomphe singulièrement
et de la soif et de l'horreur de l'eau. Mais cette tentative
amène un nouveau danger, et l'on doit craindre qu'un sujet
malade, plongé violemment dans l'eau froide, ne soit pris de
convulsions mortelles. On prévient cet accident, en le faisant
passer immédiatement de la piscine dans un bain d'huile chaude.
L'antidote que j'ai fait connaître en premier lieu convient particulièrement ici, mais quand on ne peut l'administrer on en
fait prendre un autre dans de l'eau, s'il n'y a pas encore
d'aversion pour ce liquide, et l'on dissimule l'amertume du
remède en y ajoutant du miel. Lorsque déjà l'hydrophobie
existe, on donne l'antidote en pilule. (Traduction des Étangs,
collection Nisard.)

ORIBASE. — *De la morsure des chiens enragés, tiré de Galien.*

Ceux qui ont été mordus par un chien enragé sont pris
d'hydrophobie. Voici les signes que présente un chien enragé :
en général ces chiens perdent la voix et l'entendement de telle
manière qu'ils ne connaissent pas même ceux qui leur sont
les plus familliers. Ils ont de l'aversion pour les aliments et de
la soif ; cependant ils ne sont pas portés à boire ; ils sont tout
à fait haletants et baissent les oreilles ; ils laissent écouler une
grande quantité de salive écumeuse. On doit immédiatement
appliquer, à ceux qui ont été mordus, le traitement généralement reçu dans toute son étendue, quand la plaie est petite
et superficielle, on la débride en tous sens et on applique des
cautères au fer, car on doit tenir la plaie ouverte et ne pas la

laisser cicatriser promptement, on la lave avec de l'eau dans
laquelle on a fait bouillir de la camomille ou de la racine de
patience sauvage, et on donne à boire du suc de petit nerprun
ou de silphium. On met aussi de ce dernier suc dans la plaie,
on fait boire aussi de la germandrée lucide, de la germandrée
aquatique, de la racine de gentiane, du polium ou une décoction d'écrevisses dans laquelle on a mis beaucoup d'aneth ; on
provoque une purgation à l'aide du purgatif à la coloquinte et
en outre on donne chaque jour un morceau gros comme une
fève de ce même médicament, mais dans le but de purger. On
prend ce médicament dans une décoction de sauge ou de la
sidéritis d'Heraclée, qu'on appelle également alyssos, c'est-à-
dire remède contre la rage, parce qu'elle fait aussi du bien
quand on la prend seule. On peut administrer avec avantage
le médicament aux vipères et recourir aux substances qui
poussent aux urines. Il faut encore donner à manger le foie du
chien qui a infligé la morsure. Seulement ne vous en rapportez
pas à l'emploi de ce remède seul, mais efforcez-vous d'appliquer à la fois tous les remèdes reçus. Apollonius de Pergame
prétend avoir constaté que jamais aucun malade pris d'hydrophobie n'a guéri, quand sa maladie provenait de la morsure
d'un chien enragé, tandis que plusieurs de ceux dont l'hydrophobie tenait à quelque autre circonstance ont été sauvés.
(Oribase. Synopsis, VIII, § 13, IIe volume de la traduction
Daremberg et Bussemaker, p. 417).

DIOSCORIDE. — *Traité de matière médicale. — Morsures
de chien enragé.*

Chap. XXXII. — J'ai bien voulu traiter de la morsure du
chien enragé, premier de tous les autres pour être l'animal fort

fréquent et domestique de l'homme et pour savoir que fort souvent il encourt la rage, dont après il meurt et qu'il faut bien se garantir de lui. De quoi les hommes encourent de grands dangers, souvent irrémédiables s'ils n'usent de plusieurs et divers remèdes. Quand le chien devient enragé au temps des extrêmes chaleurs et des grands froids, également quand donc il est enragé, il ne veut boire et se soucie pas de manger, il jette une écume flegmatique par le nez, par la bouche, il regarde étrangement et se montre plus mélancolique que de coutume, il attend toutes personnes sans aboyer, mord indifféremment les bêtes et les hommes, tant les domestiques que les étrangers. A mordre, il ne cause autres accidents que la douleur qui se sent par la plaie, il cause ce mal qui (pour avoir les patients, peur de l'eau) se nomme hydrophobie qu'entrevoient avec un spasme des nerfs et principalement de la face, avec fureur et avec une certaine lamentation, les autres continuellement sentent des douleurs, et les autres en aboyant comme font les chiens en voulant mordre ce qui leur vient en face, et en les mordant font devenir ces personnes pareillement enragées.

Parmi celles qui sont tombées en pareils accidents, nous n'avons pu en guérir aucune, mais il n'y a pareillement qu'un ou deux cas de guérison. Eudème dit qu'il s'est délivré de cette maladie, on rapporte que Thémison étant médecin s'en guérit lui-même. (Traduction anonyme du XVIᵉ siècle.)

ALXANDRE D'APHRODISIE. — *Problèmes de physique*, Paris, 1551, traduction de Davios, problème 76, p. 22, livre I.

Cur soli animantium cane rabiant per œstatem censendum id feri propter habitus orcii amplificationem; canes enim cum semper habitû naturæ sicciori constat, tum per œstum

magis resiccantur et tabent. Humor enim contentus in his,
totusque habitus concalfactus, resiccatusque supra modum in-
cenditur. Itaque more hominum per febrem insanientium furiunt,
et salivam incensam rubuginosamque emittant, incendi totum
habitum constat, eoquid et frequenti ore anhelant et oculos
habent igneos et fauces referant, oreque hiscente vagantur, ut
refringeretur, cauda idem quæ nimia siccitate horret, tabes
cit ut moriantur; nec inter eos qualibet rabit, sed qui aptissimus
est. Placet quibusdam sidus quoque caniculæ rabiem canibus
per delibationem quemdam cœlestem atque influentiam emoliri.

Rage d'après Cœlius Aurelianus (livre III, des *maladies
aiguës*, cap. ix). Traduction personnelle.

Chapitre IX

L'hydrophobie tire son nom du symptôme qui la caractérise.
C'est en effet une crainte extrême de l'eau, car les Grecs
appellent la peur φόβον et l'eau ὕδωρ changeant la lettre υ
en γ ils appellent hygrophobe celui qui redoute tous les
liquides en général. Mais l'usage a conservé l'emploi du premier mot parce que les malades redoutent surtout l'eau, soit
parce qu'elle joue le rôle le plus important parmi les liquides.
Certains se sont servi du terme φοβόδυψον (c'est-à-dire qui
a soif avec terreur), Polybe a créé la désignation de φευγύδρον
(qui fuit l'eau). Nous pourrions employer l'expression d'aqui-
fuga (fuite de l'eau), Andreas a créé le mot cynolissa pour
bien marquer qu'il s'agit de la transmission de la rage du
chien.

Le mal pénètre par la morsure du chien enragé comme le
font remarquer quelques auteurs et aussi par celle des animaux

également sujets à cette affection, tels que les renards, les chevaux, les ânes, les loups, les ours. Il y a des malades qui sont devenus hydrophobes rien que pour avoir respiré l'haleine d'un chien enragé, comme si celle-ci avait corrompu l'air ambiant qui, pénétrant dans les poumons communique le venin aux principaux viscères. A d'autres, la rage est venue pour avoir été écorché par les ongles d'un animal enragé. On raconte qu'une femme contracta cette affection pour avoir eu le visage léché par un petit chat. Un autre eu la rage pour avoir été blessé légèrement par un coq en colère. Une couturière qui cousait les déchirures d'une clamyde faites par un chien enragé et qui, pour faciliter son travail, mouillait de temps en temps l'étoffe avec ses lèvres, fut atteinte de cette affection trois jours après. Il se peut aussi que la rage éclate sans cause apparente par suite d'une constriction spontanée des pores identique à celle produite par le virus de la rage. Le début des accidents est tantôt précoce, tantôt tardif, ils peuvent se montrer au bout d'un an et même plus, mais en général ils surviennent au bout de 40 jours.

CHAPITRE X

Définition de l'hydrophobie. — On doit regarder l'hydrophobie comme un désir ardent de l'eau avec crainte sans qu'il y ait aucune raison valable pour cela et qui est produite par une disposition morbide de l'économie. Nous ajoutons sans cause et par suite d'une disposition morbide parce que l'on peut craindre les liquides à cause des poisons qu'on pourrait y mêler, ou bien il s'agit de personnes qui redoutent de boire parce qu'une absorption immodérée de liquide pourrait nuire. Ces deux sortes de gens manifestement ne sont pas des hydrophobes.

Chapitre XI

Ce qui survient chez ceux qui vont avoir l'hydrophobie. — Chez ceux qui sont certainement envahis par cette affection, lorsqu'elle est déjà sur le point d'éclater, on voit survenir de l'anxiété sans motif, de la colère, de la torpeur, des mouvements insolites. Le sommeil est interrompu et troublé, il peut y avoir de l'insomnie ; la digestion est mauvaise et le malade ressent de la gêne à l'œsophage, il y a de la raideur dans les membres, des tendances à vomir, le malade halette comme sous l'influence du sirocco bien que le temps soit calme. Il y a de l'ennui de l'appréhension quand il pleut. Il y a de l'ennui et moins d'appétence que de coutume pour les boissons. Lorsque la maladie a éclaté, il y a désir de boire avec crainte de l'eau, l'hydrophobie s'éveille non seulement à la vue de ce liquide, mais encore quand le malade en entend le glouglou ou seulement le nom de l'eau qu'on prononce devant lui. Les fomentations huileuses sont désagréables ; le pouls est dense, petit et irrégulier. Chez certains on voit se produire un léger mouvement fébrile, un soulèvement de l'estomac, de l'engourdissement et la torpeur des articulations, une élévation de la région précordiale et une suppression des fonctions du ventre. Il y a émission fréquente de petites quantités d'urines, du tremblement, de la tension dans les nerfs ; la voix est sourde et comme aboyante, le corps est comme enroulé sur lui même et présente l'attitude du chien couché, et il existe une angoisse généralisée à l'approche d'un de leurs semblables, comme si celui-ci allait apporter de l'eau. Il y a de la rougeur du visage et des yeux, de l'amaigrissement avec pâleur des sueurs qui se répandent sur les parties supérieures du corps, et des spasmes vénériens avec éjaculation ; la langue est saillante en dehors ; vers la fin surviennent le hoquet, les vomissements de bile, le plus souvent noirâtre ; certains tremblent, les mains sont appliquées sur les yeux ; certains reconnaissent que l'eau qu'on leur présente est naturelle et que c'est un liquide bien connu et ils s'émeuvent, ainsi que Soranus l'a constaté, de voir qu'ils n'osent avaler ce liquide ainsi qu'on le leur recommande ; ils sont semblables à ce soldat dont parle Artorius qui n'avait jamais eu peur à la guerre, mais qui, devenu enragé, était pris d'une crainte immense quand il voyait de l'eau liquide qui aurait dû le réjouir. Endème, disciple de Thémison, rapporte l'hstoire d'un médecin, qui, atteint de la rage et sachant le péril qu'il courait, se répandait en lamentations et arracha sa tunique quand il la vit trempée par ses larmes. Soranus raconte qu'il a vu un jeune nourrisson hydrophobe qui avait peur à la vue du sein de sa mère ; il a appris aussi d'un athénien qu'un hydrophobe qui s'était enfui de sa maison et s'était réfugié dans un lieu écarté où il attendait la mort, accroupi comme un chien ; dans ce lieu se trouvait aussi un chien endormi qu'il mordit dans un accès de rage. Au point de vue général c'est une maladie par resserrement de pores aiguë et violente, c'est-à-dire à évolution rapide, en effet, à cause du resserrement excessif des pores et du manque absolu de liquide, les malades périssent rapidement ; il ne faut pas croire Démétrius quand il dit que cette affection peut être chronique et que chez ceux où l'hydrophobie est légère, la maladie a pu durer deux ans et plus ; on ne doit pas non plus admettre l'avis des disciples d'Asclépiade qui regardent cette affection comme chronique parce que les malades succombent souvent longtemps après la morsure, en effet, il n'est pas permis de faire entrer en ligne de compte le temps d'incubation où il n'y a pas d'accident ; d'autre part on ne voit point d'exarcerbations ni de rémissions comme cela a lieu dans les affections chroniques.

Des maladies qui ressemblent à la rage et de la manière de les reconnaître. — La phrénésie, la manie, à laquelle nous donnons le nom de fureur ou de folie, ressemblent à la rage. Mais on la reconnaît, en ce que la tête, dans ces affections, est davantage atteinte ; dans la phrénésie il y a en plus de la fièvre.

La manie est une affection le plus souvent chronique, Eudème, disciple de Thémison, dit que la maladie hydrophobique est une mélancolie, mais la rage ne doit pas se confondre non plus avec cette affection, car la mélancolie a une marche lente et l'hydrophobie a une marche aiguë ; quelques-uns disent que l'aérophobie ressemble à l'hydrophobie, mais on doit la distinguer ; en effet, c'est surtout chez les phrénétiques que la première s'observe et ceux-ci redoutent tantôt une atmosphère lumineuse, tantôt obscure.

Andréas et ses disciples ont parlé d'une pantophobie dans laquelle le malade redoute tout, mais il reste à savoir si l'on peut admettre l'existence de cette affection ; l'hydrophobie s'en distinguerait parce que dans cette maladie l'individu qui en est atteint ne redoute que les liquides.

Chapitre XIII

La rage doit-elle être considérée comme une maladie de l'âme ou du corps. — On s'est demandé si la rage est une maladie de l'âme ou du corps ; certains ont soutenu que c'était une maladie de l'âme, c'est en effet le rôle de l'âme que de désirer ou redouter quelque chose et non celui du corps ; chez ceux qui désirent la pourpre, une statue, une armure, un trésor, on ne dit pas que ce sont les nerfs ou les artères qui soient atteints de maladie mais bien l'âme ; les hydrophobes craignent l'eau, par conséquent ce ne peut être qu'une affection de l'âme. Ces fantaisies auxquelles on a donné en latin le nom de visions, comme l'a fait Tullius, qu'elles soient semblables à la nature ou qu'elles lui soient naturelles, sont engendrées par un trouble de l'âme; or, les hydrophobes semblent atteints de la fantaisie morbide ce qui montre que l'âme doit être atteinte. Cependant il ne faut pas se ranger à l'avis de ceux qui soutiennent cette opinion.

En effet, c'est le corps qui craint ou désire une boisson quelconque ou un aliment; la crainte n'est ici qu'un trouble de l'âme sympathique d'un trouble du corps; par conséquent, il en résulte que la rage est une affection corporelle ; car la morsure d'où tout dérive dans la rage ne peut agir que sur le corps et non sur l'âme. Les symptômes antécédents et consécutifs, tels que le hoquet, la lenteur et la difficulté des mouvements ne peuvent avoir qu'une origine corporelle ; les passions, ainsi que le soutiennent les philosophes, sont sous l'empire de l'esprit; la rage est donc une affection du corps mais troublant par sympathie les fonctions de l'âme comme le font la manie et la mélancolie.

Chapitre XIV

Du siège de l'hydrophobie. — Une question qui touche à la précédente est de savoir quelle est la partie du corps qui est malade dans la rage. Démocrite soutient dans l'article qu'il a consacré à l'emprostothonos que ce sont les nerfs. Il s'appuie sur les spasmes, les convulsions, les spasmes vénériens. Plusieurs des disciples d'Asclépiade soutiennent que ce sont les méninges. En effet, suivant Asclépiade, tout trouble qui frappe l'âme, tel que la phrénésie, la léthargie, l'épilepsie, atteint les enveloppes du cerveau; il faut donc qu'il en soit de même pour l'hydrophobie. D'autres ont soutenu que c'était le diaphragme qui était malade à cause de la douleur qui parait s'y localiser.

Artémidore, de la secte d'Erasistrate, et Artorius, de la secte d'Asclépiade, ont soutenu dans la partie de leurs œuvres où ils se sont occupés de la rage, que l'œsophage était le point de l'organisme principalement affecté, opinion qui est partagée par beaucoup des médecins méthodistes. Ils s'appuient sur l'existence du hoquet, sur des vomissements bilieux et d'une soif insatiable, phénomènes qui sont dus, comme on le sait, à une perturbation du cardia. Quant aux méninges, elles se prendraient par sympathie. Quelques-uns des disciples d'Asclépiade ont dit que le cardia et le pylore étaient malades en même temps, car la soif ne peut pas provenir seulement du petit espace qu'occupe le cardia et l'œsophage mais encore de l'estomac tout entier. On pourrait dire la même chose pour le vomissement. Gajus, médecin de la secte d'Herophile, dans le livre qu'il a composé sur l'hydrophobie, a dit que le cerveau et les meninges étaient malades. Or, ce sont de ces organes que naissent les nerfs moteurs qui commandent au cardia et à l'œsophage.

Dans le deuxième tome de ses lettres, Magnus d'Ephèse a dit que toutes les parties dont le fonctionnement était troublé, c'est-à-dire le cœur, le cardia, le diaphragme, la tête, la région iliaque étaient frappés par la rage. Pour qu'il y ait un pouls morbide il faut bien, affirme-t-il, que l'organe qui lui donne naissance soit lui aussi malade. Si la respiration s'altère il faut que le diaphragme lui-même soit touché. Pour qu'il y ait spasmes vénériens, il faut que les parties viriles soient elles-mêmes touchées par le mal et que leurs pores soient resserrés. Pour que ce phénomène que les Grecs appellent fantaisie existe, il est nécessaire que l'affection ait intéressé la tête. En effet, c'est dans la tête que sont placés tous les sens ainsi que les voies nerveuses qui aboutissent au cœur comme le savent tous les médecins. Il suffit de savoir que l'esprit était troublé au moment où la tête a été affectée. Or, les signes morbides prouvent que la tête est malade. Chez beaucoup de malades, en effet, il y a de la céphalalgie, des tintements d'oreille, des troubles oculaires, tels que : mouches volantes et nystagmus. Le visage est rouge et la congestion se glisse dans les cavités de la face, comme le prouvent l'injection des yeux et l'abondance des larmes et la turgescence des vaisseaux temporaux. Il y a du vrai dans ce que ces auteurs viennent de dire, mais ils n'ont pas atteint à la vérité complète. Ce qui est malade c'est la partie primitivement mordue d'où, comme on le sait, et personne ne le niera, provient tout le mal. Tout le corps est atteint en même temps, ainsi que cela résulte de ce qu'on vient de dire plus haut et des symptômes que présentent les malades, tels que : secousses dans les membres, contractions des nerfs, soif, hydrophobie, spasme vénérien, rétention des excreta. Mais cependant le cardia et le pylore sont pris plus que le reste, car une bonne partie des symptômes, tels que vomissements, le hoquet, la soif insatiable, etc. Du reste rien de tout ceci n'a d'importance pour le traitement. En effet, partout où il y a trouble morbide il ne s'agit que de trouver des médicaments proportionnés à leur nature et à leur intensité.

Chapitre XV

La rage est-elle une affection nouvelle ? — Quelques-uns des médecins dogmatiques se sont demandé tout d'abord si la rage était une affection nouvelle, et si la réponse avait été affirmative, il s'ensuivait forcément que les causes à invoquer et le traitement à prescrire devaient être nouveaux. Ceci ne nous importe guère à nous autres méthodistes. Il se peut qu'il y ait des maladies nouvelles du genre universel ou du genre spécial, mais c'est tout à fait invraisemblable pour les affections du genre universel, qui tiennent toutes les autres sous leur dépendance. Du reste on pourrait traiter ces affections avec succès par les méthodes connues, mais pour mettre les choses pleinement en lumière nous allons entrer dans quelques détails et rapporter les différentes opinions exprimées.

Certains ont soutenu que l'hydrophobie était une maladie nouvelle, d'autres l'ont nié. Parmi les premiers on peut citer Artémidore de Sidon, parmi les seconds Caridème de la secte d'Erasistrate, quelques-uns n'ont pas osé aller jusqu'à dire que l'hydrophobie était une affection nouvelle, sentant combien ce serait difficile à prouver, mais ils disent qu'aucun des vieux médecins n'en a parlé, et que seuls les auteurs récents en ont fait mention.

On soutient que les écrits des anciens qui contiennent tant de choses, sont muets sur ce point. D'autre part cette affection effraye le vulgaire ainsi que le savant ; si on n'en a pas parlé c'est qu'elle devait être nouvelle. Enfin les causes des autres maladies sont appréciables, syntectiques, ici l'origine du mal est incompréhensible ; il faut donc que la maladie soit nouvelle d'autant plus qu'elle est encore incurable. Mais il est faux de dire que personne parmi les anciens n'en ait parlé.

En effet, Démocrite, qui était contemporain d'Hippocrate, a non seulement fait allusion à cette maladie, mais il a encore relaté la cause de la rage dans le chapitre qu'il a consacré à l'opistothonos. Hippocrate lui même, bien qu'il ne se soit pas occupé spécialement de cette affection, semble cependant avoir voulu parler de l'hydrophobie lorsqu'il dit dans son livre sur le pronostic que les phrénétiques qui redoutent de boire, tremblent au moindre bruit. Nous voyons, en effet, que les hydrophobes sont atteints de troubles mentaux ; de là le mot phrénétique qu'emploie Hippocrate. Quant au terme « bra-chypitas » il signifie buvant peu, ce qui veut dire que ces malades boivent peu, parce qu'ils craignent les liquides.

De même Polybe a fait allusion à cette maladie, lorsqu'il dit que ceux qui fuient l'eau et qu'il appelle γυγγώμοι périssent promptement.

Homère paraît aussi avoir connu cette maladie. C'est par métaphore qu'il parle lorsqu'il raconte l'histoire de Tantale. Il fit dire aussi à Teucer, après qu'il eût tué huit troyens, qu'il regrette de n'avoir pas pu tuer Hector, ce chien enragé ! Pour parler ainsi, Homère devait savoir ce que c'était qu'un hydro-phobe

De même le comique Ménandre mettant en scène un vieillard colère, fait allusion à cette passion en disant que ceux qui prennent du vin sans mesure ne peuvent plus boire.

Le raisonnement suffit du reste, à prouver ce que nous disons. En effet, de deux choses l'une, où dans les temps anciens les chiens existaient déjà, ou bien ils n'existaient pas. Mais qui oserait dire qu'il n'y avait pas encore de chiens à cette époque, puisque Homère en parle dans le passage où il fait allusion à l'hydrophobie. S'il y en avait, la rage devait pouvoir exister, car on trouvait dès ce moment la cause qui engendre la rage chez les chiens, et les hommes à qui ils pouvaient transmettre la rage, par conséquent il est rationnel de croire que la rage existait chez les anciens. Ce n'est pas une raison parce que ce mal épouvante à la fois le savant et le vulgaire que ce soit par cela même une maladie incurable, car d'autres affections sont dans ce cas qui stupéfie l'esprit, telles que le satyriasis et l'apoplexie. La cause antécédante de cette affection n'est pas incompréhensible puisque la plupart des médecins et des philosophes l'ont expliquée. Si la cause était incompréhensible, personne ne peut nier que ce n'est pas le cas pour les symptômes qu'elle détermine ; même si cela était incompréhensible, cela ne serait pas pour cela forcément incurable, et si c'était incurable, cela ne serait pas forcément nouveau, et comme preuve on peut citer le cancer.

On a dit qu'aucun des symptômes de la rage ne lui était absolument particulier ; le hoquet bien que se retrouvant chez les hydrophobes se voit aussi chez d'autres malades ; la soif et les vomissements s'observent fréquemment dans les fièvres, de même la crainte et l'aliénation mentale appartiennent aussi à la phrnésie. Si donc aucun des éléments de la rage n'est nouveau la maladie elle-même ne peut être nouvelle. Nous consentons pour notre part à ce que cette maladie soit plus fréquente à certaines époques et à certains lieux, comme en Carie, en Crète. Cette île dépourvue d'animaux vénéneux est par contre fréquemment désolée par la rage des chiens. Mais il faut accepter sur ce point l'opinion des vieux poètes, bien que les termes dont ils se soient servis ne soient pas toujours exacts. De même Hippocrate s'est servi à tort non du terme d'hydrophobe mais des phrénétiques buvant peu. En effet, on voit des phrénétiques, pris de dégoût refuser non seulement les aliments mais encore les boissons ; ou bien ils refusent celles-ci parce qu'ils sont en proie à des hallucinations et s'imaginent qu'on y a mêlé des poisons ainsi que l'a fait remarquer Eudème. Parfois aussi ils tremblent au moindre bruit à cause de la faiblesse du système nerveux. Tout cela n'est pas nécessairement de l'hydrophobie. Il faut donc alléguer d'autres motifs pour prouver que l'hydrophobie est une affection nouvelle.

CHAPITRE XVI

De la façon dont doivent être traité les hydrophobes. — Il faut mettre les hydrophobes dans un lieu médiocrement chaud et clair. On recourra aux frictions sur les membres et aux relâchants chez les sujets atteints d'insomnie. On entourera les parties atteintes de spasmes de linges en laine chauds et mous, on les fera tremper dans des vapeurs adoucissantes.

Au moment des accès, on frictionnera avec de l'huile imbibée dans un morceau de laine teint, ou bien tenue dans un vase, de peur que la vue du liquide ne renouvelle les terreurs du malade.

S'il y a d'autres symptômes morbides, qu'il faut combattre, s'il y avait de la fièvre, on tâchera de diminuer la température ; s'il n'y avait même pas de fièvre pour alléger la crainte du malade, on saignera celui-ci au bras, parce qu'en cet endroit la phlébotomie est plus facile qu'autre part. Pendant la saignée, on détournera le visage du malade de l'endroit où l'on fait la saignée et on recevra le liquide dans les mains pour que le bruit de cascade ne se produise pas. Pendant le diatriton on oindra le malade avec des linges trempés dans l'huile et on fera des fomentations en se servant de linteaux chauds et non imbibés. Après l'onction, on donnera une nourriture légère et facilement absorbable, dans laquelle on dissimulera un peu de liquide, telle que le pain trempé dans l'eau, l'alica à l'eau. Les malades acceptent facilement ces aliments.

Ce qu'il faut surtout se rappeler c'est la façon de donner à manger et à boire aux malades. On leur parlera de choses et d'autres de leur vie passée, puis on les invitera à s'alimenter. Si le malade reste calme pendant l'invite, on se hasardera à lui présenter à boire. Si, au contraire, ils se mettent en colère, on différera de donner la boisson ou le lavacrum. On donnera celle-ci dans un vase à goulot très étroit terminé comme une tétine, on tiendra les yeux du malade clos pendant l'opération, ou bien on fermera hermétiquement tout accès de la lumière par les fenêtres. Il faut en effet s'arranger d'éviter toute cause capable d'amener un accès chez le malade. Les serviteurs doivent être très consciencieux, ils doivent se tenir silencieux. Ils ne doivent pas donner dans son délire, mais répondre seulement à ses demandes, et parler de telle sorte que les rêves du malade lui semblent à lui-même invraisemblables On mettra sur la poitrine du malade des cataplasmes laxatifs, on fera de même sur le dos entre les deux omoplates. A la période d'état de la maladie, on mettra en ces mêmes endroits des ventouses, et on y fera des scarifications; on fera des vaporisations à l'aide d'éponges humides trempées dans de l'huile et de l'eau chaude, en ayant soin de fermer les volets pour que ni la vue, ni l'oreille du malade ne soient désagréablement affectées. On rasera la tête et on y fera les mêmes manœuvres que précédemment. On fera de la gestation dans un lit suspendu, ou dans une litière. Si le mal continue, on continuera le traitement que nous venons d'indiquer. On s'arrangera à faire prendre par artifice au malade quelques parcelles de liquide, quand celui-ci refuse toute boisson, et à éloigner de la vue du malade toute cause d'agitation; nous pouvons y parvenir en administrant dans le rectum des lavements huileux, et si c'est possible pendant le jour. Le lavement sera peu abondant pour que le malade puisse le retenir. Une plus grande quantité de liquide réveillerait l'envie d'aller à la selle. En persévérant dans son emploi, on arrive à diminuer la soif. En effet, ce n'est pas seulement chez les dysentériques qu'un lavement médicamenteux fait sentir son action sur le cardia et sur la tête. Il en est de même pour un lavement d'huile et d'eau chaude qui en venant irriguer les parties supérieures y apporte du relâchement. Pour favoriser ce transport, après que le lavement a été donné, nous pressons légèrement sur le ventre avec les deux mains réunies successivement de bas en haut. Au moment de la convalescence, les malades pourront reprendre leur vie ordinaire, mais ils s'abstiendront longtemps de lavacrum et de vin, de peur de s'exposer à des récidives. S'il y a satysiasis, on exécutera ce que nous disons un peu plus loin.

Aucun des anciens médecins n'a rien laissé sur le traitement de la rage. On dit que Thémison a dû y renoncer malgré le désir sincère qu'il nourissait, car ayant été mordu par un chien enragé, il ressentait les symptômes chaque fois qu'il examinait dans son esprit les moyens propres à la combattre. Démocrite recommande la décoction d'origan donnée dans un vase arrondi comme une sphère. C'est un médicament très âcre qui incendie l'estomac, ce qui semble contraire à ce qu'il dit lui-même, puisqu'il affirme que la rage est une inflammation des nerfs. Certains médecins, comme l'a rappelé Artorius, précipitent les malades dans un réservoir ou un bain froid pour les forcer à boire en mettant les malades dans des sortes de sacs. D'autres préféreraient l'eau chaude à l'eau froide. Tous oubliaient qu'il ne s'agit pas de faire boire le malade, mais de le presser de vouloir boire, ce qu'on obtient en faisant disparaître la maladie par des moyens appropriés. Beaucoup des hydrophobes se sont trouvés plus mal d'avoir été ainsi forcés de boire, et d'ailleurs plonger le malade dans de l'eau froide est bien plutôt fait pour aggraver le mal, car le froid augmente la constriction des pores de l'économie. Car comme le dit Artorius, c'est du resserrement extrême des pores que périssent les hydrophobes.

Aristoxène, l'esprit tourné surtout sur l'état des liquides dans l'économie, recommande de faire boire le malade et de lui faire prendre des clystères, principalement les dépuratifs et les adoucissants, cela augmente les douleurs et par conséquent les symptômes. Tullius Bassus se sert aussi des sternutatoires et des clystères, s'occupant d'effectuer la métasyncrise dans une maladie aiguë dont le traitement réclame la plus grande célérité. Niger, son ami, prescrit l'hellébore. Eudème fait saigner, il donne l'hellébore le 2ᵉ où le 3ᵉ jour et il laisse les ventouses jusqu'à formation d'ampoules. Agathinus, dans le livre qu'il a consacré à l'hellébore, recommande de donner ce médicament au commencement de la maladie. Certains font appliquer à la région anale des cataplasmes d'hellébore, d'autres y font mettre des suppositoires appelé balanes dans l'anus. Ils se trompent ainsi parce que la rage est une maladie très aiguë, très rapide et très souvent continue. Il n'y a pas pour ainsi dire de rémission véritable. Or, l'hellébore est un médicament à vertus recorporatives, qui ne peut convenir qu'aux affections à marche lente, que les Grecs appellent chroniques, dans lesquelles conviennent surtout les adoucissants et le régime. Tout cela ne peut point se faire sans perte de temps. Sans ces circonstances particulières, l'effet de l'hellébore n'est pas autre que celui d'un poison. Il est grave d'autre part de pousser l'action des ventouses jusqu'à la pustulation, où de frictionner des yeux enflammés avec un bâtonnet en bois. Quelques médecins prescrivaient le castoréum en boisson, d'autres l'huile rosat, le diagridium, l'élathérium aggravant par des sucs paresseux l'état du malade sans l'indication spéciale susdite. Quand le mal est à sa période d'état, il faut une médication appropriée! Les lavements purgent et diminuent la force du poison, les âcres seront employés en s'inspirant de la théorie des semblables, on donnera à boire au malade en lui faisant prendre une poire, une pomme, des concombres, des figues fraîches, etc. D'autres versent de l'eau dans la bouche des malades avec un tube en roseau, d'autres recouvrent d'un linge ou d'une peau de bête, pour diminuer la crainte des malades. Mais l'expérience des médecins montre que tous les moyens jugés excellents par le vulgaire ne sont pas efficaces. Il faut rejeter les liqueurs alcooliques notamment avant le déclin de la rage ; les refroidissants sont aussi contraires au resserrement de l'économie en rapprochant les pores, or c'est le resserrement de ceux-ci qui est sans aucun doute la cause de l'hydrophobie.

Des gens mordus par un chien enragé ou des hydrophobes, livre VI, chap. XXIV. Tiré de Rufus Poseidonius. *Traduction personnelle.*

Les chiens sont par nature d'une constitution chaude et sèche. Au moment de l'été, l'air ambiant les échauffe et les dessèche encore plus, et cette disposition vicieuse de l'économie les rend furieux. C'est ce genre de folie, que l'on appelle rage. Celle-ci est d'autant plus fréquente dans une région que les changements de température y sont plus intenses et plus inégaux comme chaleur, où l'hiver est d'autant plus froid que l'été est plus chaud. Les chiens délirent et bien que saisis d'une soif ardente, ils ne peuvent boire : c'est cela qui constitue leur folie et ce qui montre toute la malignité du venin qui les a affecté. Voici les symptômes que présentent les chiens enragés : Ils sont muets et délirent tellement qu'ils ne reconnaissent pas les personnes qui leur sont les plus familières et leur montrent les dents. Ils rejettent la nourriture, et ne boivent pas bien qu'ils aient soif ; beaucoup sont anhélants. Ils ouvrent la bouche et laissent pendre leur langue au dehors, ils ont une bave abondante et spumeuse. Leurs oreilles sont pendantes ainsi que leurs queues, ils marchent avec plus de lenteur et comme s'ils étaient somnolents. S'ils courent, c'est avec plus de hâte et plus d'irrégularité que de coutume. Tous ceux qui sont mordus par un chien enragé deviennent hydrophobes à leur tour, si leur affection est négligée. Ceux qui ont de plus à redouter les morsures sont ceux dont l'économie est pleine d'humeur vicieuse. Certains redoutent même l'eau et tous les autres liquides sitôt qu'ils ont été mordus. D'autres n'ont les symptômes de la rage qu'au bout de quarante jours. D'autres même ne sont atteints que plus longtemps après. Les accidents sont surtout redoutables quand le malade voit de l'eau ou un miroir brillant. Ils peuvent voir refléter en effet leur visage tuméfié, regardant de travers et pleins de colère. Il se peut aussi comme l'ont soutenu quelques-uns que les malades croiront voir dans l'eau l'image du chien qui les a mordur La vue de cette image les plonge dans une terreur infinie. Ils sont atteints en conséquence d'une soif inextinguible parce qu'ils n'osent la satisfaire. Un philosophe qui avait été mordu et qui résistait noblement à son mal vit apparaître dans son bain l'image du chien qui l'avait mordu, comme c'est arrivé aussi à d'autres. Il se raisonna et se demanda qu'est-ce qui pouvait exister raisonnablement entre le chien et le bain, il surmonta ainsi son mal et but malgré sa répugnance. Cet homme fut sauvé par conséquent de la rage. Dès que par conséquent quelqu'un a été mordu par un chien enragé, il faut le traiter convenablement par les moyens médicaux à employer en pareil cas, même quand la morsure serait très légère et très superficielle parce que toute morsure qui a été ainsi négligée devient plus tard dangereuse. Il faut premièrement rendre plus béante et plus large la plaie à l'aide du scalpel et du dilatateur. Il faut faire ensuite saigner largement la plaie et les régions avoisinantes par des scarifications. On brûlera ensuite la plaie au thermocautère. On mettra ensuite un cataplasme de poireau, d'oignon ou d'ail ou du pain trituré avec du sel. Quand les croûtes sont tombées on empêche néanmoins la cicatrisation jusqu'au quarantième ou au soixantième jour. Si celle-ci s'était produite, on déterminerait l'ulcération de celle-ci avec la cendre de vigne ou de ficulnéum, etc. Il est bon dans ce but de se servir des feuilles de marube et d'anagallis qui rendent aussi de grands services dans les morsures de serpents. On approfondira la blessure avec des macérations de racines de chaméléon et d'oseilles cuites. J'ai vu un vieillard qui s'est servi pour guérir les enragés de ces seules applications de racines d'oseille crue, avec elle il approfondissait la blessure et il donnait aussi en décoction à l'intérieur. Il se louait beaucoup des effets de ce remède que nous avons employé également avec succès en l'additionnant de vinaigre contre les affections impétigineuses et le prurit. Nous la prescrivons aussi contre la rage associée à d'autres médicaments, le rumex sylvestre qui a une racine oblongue composée; le petit raphanus jouit des mêmes propriétés. On peut ordonner aussi avec avantage le remède de Galien fait avec de la poix brute. (Voir sa recette) :

Poix brute	2 livres
Opopanax................	1 quadrant
Vinaigre.................	2 esémines

On fait macérer l'opopanax dans une partie du vinaigre, on ajoute le reste du vinaigre à la poix et on cuit le tout jusqu'à ce que tout le vinaigre se soit évaporé, on pile l'opopanax dans un mortier, on mélange ces diverses drogues ensemble, on panse la morsure avec cet emplâtre sans permettre à la plaie de se refermer avant le 40° jour. On peut panser aussi la morsure avec de la thériaque de vipère mélangée à de l'huile rosat. Les substances desséchantes et arides sont excellentes dans ces cas. On prescrit :

Sel fossile..........	VIII
Chalcitidis..........	XVI
Scille	XVI
Rue verte..........	IV
Œruginis rosœ......	IV drachmes.
Semence de marubes.	§ 51

On peut ajouter de la cendre de figues brûlées dans un vase d'airain.

On emploie d'abord le mélange sec, puis additionné d'huile rosat.

Le potagomogetum additionné de sel mis sur la plaie ne permet pas aux symptômes d'hydrophobie de se déclarer. On se servira de cette herbe soit humide, soit sèche ; on donnera encore la valeur d'une noisette d'antidote de thériaque à avaler pendant les 3 premiers jours. Je ne connais personne qui s'étant servi de ce médicament soit tombé dans l'hydrophobie. Il ne faut pas s'abstenir certes des autres remèdes, mais il faut surtout recourir à l'antidote célèbre aux crabes de rivière. Voici sa composition :

Cendre de crabes fluviatiles brûlées dans un vase d'airain............	10
Gentiane	5
Thuris.........................	1

Il faut préparer ce médicament au mois d'août, le 18e jour de la lune. S'il n'y en a pas de ce mois-là, on se servira du remède qui a été fait à une autre époque de la façon qui a été dite plus haut ; on aura soin seulement de faire brûler soi-même les rejets de vignes. On donnera une mesure de macération de cochléaria au 40e jour si on avait commencé à faire usage de cette tisane dès le début des accidents. Si on ne s'en est servi que plus tard, on donnera 2 mesures jusqu'à ce que le 40e jour ait été atteint. On peut boire aussi de la cendre de crabe qui a été mise sur la plaie en la mélangeant avec du miel. On peut donner un antidote fait avec des noix, ce qui est avantageux aussi chez les febricitants, en effet, non seulement il combat le mal, mais il provoque encore le sommeil. Voici sa composition :

Sagapanum............... 2 drachmes
Opium thébaïque........... II
Safran.................. 1/2 scrupule
Lycium................. XI scrupule 1/2
Noix fraîches décortiquées § XI

ajoutez 1 drachme d'eau pluviatile que vous donnerez la nuit lorsque la fièvre sera abattue, tandis que l'antidote aux crabes fluviatiles sera donné le matin. Si ces drogues font défaut on recourra au remède appelé cyphi, soit celui décrit au chapitre XXXIV ou XXXVIII, on prendra aussi la grosseur d'une fève de l'extrait cyrénaïque ou de celui des Parthes. Il y en a qui donnent à manger aux malades le foie même de l'animal qui les a mordus avec un peu de sel et d'huile. Ils disent que ce remède est efficace parce qu'il pousse le malade à boire. L'hypocampe marin donne les mêmes résultats. Son sang réveillerait l'amour de l'eau et permettrait de résister aux suggestions du mal. Aussi ils prescrivent de manger à plusieurs reprises de l'hypocampe. Ils brûlent aussi cet hypocampe dans du vinaigre acide et l'applique sur la morsure, ils auraient guéri ainsi des cas de rage. On peut donner aussi avec beaucoup d'avantage le coagulum de chat qui réveille l'envie de boire de l'eau, et le malade boit même les autres liquides avec intrépidité. Il ne faut pas un chat âgé mais encore tout jeune et tétant sa mère.

L'herbe leucanthemium peut être utile dont la poitrine est

chose du chaméléon. Le bitume de Judée avalé à la dose de deux cyathes, rend de très grands services. On prend aussi avec avantage une décoction d'écorces de figues sauvages, ou bien le lycium indacatum, l'absinthe, le scordium, la petite centaurée l'aristoloche, l'artémise, le chamædrias, les racines de bryone, le pouliot, le laser, des crabes fluviatiles cuits avec beaucoup d'aneth. Les poils d'ours et de phoques sont avantageux, mais principalement ceux des hyènes, parce qu'ils rappellent plus vite les esprits des malades ; on brûle les poils de hyène et on les donne à boire et le symptôme hydrophobe disparaît. On saura que le malade est sorti de tout péril au fait suivant : mettre des noix écrasés sur la plaie, enlevez de cette plaie le lendemain et donnez-les à manger à des poules, si les poules n'en meurent pas, on peut laisser cicatriser la plaie, tout péril ayant disparu. On recommencera l'expérience plusieurs fois. La morsure est traitée et cicatrisée admirablement par l'antidote de thériaque, mélangée à de l'huile rosat. La cicatrice effectuée tout accident ultérieur est évité par l'usage du vératrum album, car les chiens enragés à qui on a donné ce remède dans un peu de polenta, le vomissent et sont délivrés aussitôt de la rage. Si ce remède ne peut être accepté, Rufus donne de l'hiera qui chasse ce qui empêchait cette acceptation ; on en donnera tous les jours non pour purger mais pour faciliter l'action du remède précédent, on en prescrira la dose d'une aveline mélangée à deux cynthe de décocté de sauge ou de l'herbe appelée héracléon. Quelques-uns même ne recourent qu'à ces herbes et en retirent de grands services ainsi que de l'alysum appelée ainsi parce qu'elle supprime la rage. Comme régime, il faut éviter l'abstinence et l'indigestion mais principalement l'abstinence, car cette dernière augmente la malignité des tumeurs et pousse à l'ulcère malin.

Le vin sera blanc et faible, pas trop vieux. Chaque an-

forte. Elle est si puissante que mise au fond d'un vase, elle fait accepter par le malade l'eau qui y est contenue. On dit la même née, à l'époque des accidents on purgera avec de l'hiera et on donnera de la thériaque pendant deux jours.

Hydrophobie (PAUL D'EGINE. V. livre, sect. 3). Traduction personnelle.

Nous avons placé l'histoire des personnes mordues par les chiens enragés avant toutes les autres morsures, parce que ces bêtes sont nombreuses, qu'elles rentrent dans la classe des animaux domestiques et qu'elles sont fréquemment atteintes de rage (*folie*), c'est aussi, arce que la guérison est difficile et les dangers a courir considérable, sauf quand on a recours à divers remèdes appropriés.

Les chiens deviennent le plus souvent enragés durant les violentes chaleurs de l'année, mais cependant comme Lycus l'a fait remarquer cette affection survient quelquefois au milieu des froids les plus violents.

Dès qu'ils sont enragés, les chiens évitent le boire et le manger. Ils ont soif, mais ne boivent pas, la plupart du temps ils sont haletants, laissent leurs oreilles tomber, sécrètent beaucoup de salive épaisse et gluante. En général ils n'emettent aucun son ; ils semblent délirer de telle sorte qu'ils ne reconnaissent pas les gens qui leur sont familiers. Ils attaquent sans aboyer n'importe quel être vivant, bête ou homme, et les mordent. Au début, leur morsure n'amène rien de désagréable sauf la douleur qu'entraîne la plaie ; mais plus tard, il survient l'affection appelée hydrophobie qui s'accompagne d'attaques convulsives, de rougeur généralisée à tout le corps, une altération marquée du faciès avec sueur et anxiété.

Les malades évitent l'eau. Pour quelques-uns cette aversion s'étend à tous les liquides. Certains aboient à la manière des chiens et mordent ceux qu'ils approchent, et transmettent ainsi la rage. La cause des autres symptômes est manifeste. Ils sont déterminés par le poison qui a envahi toutes les parties de l'organisme. Quant à la crainte de l'eau quelques médecins l'ont attribué à une sécheresse désordonnée qui aurait amené une transmutation de tous les fluides de l'organisme. Rufus a soutenu au contraire que c'était là un produit de la mélancolie dont seraient atteints les hydrophobes, les mélancoliques ayant l'habitude de redouter tantôt une chose, tantôt l'autre. Cela s'accorderait assez bien avec ce que racontent certains malades. Ils disent qu'ils voient se refléter dans l'eau l'image du chien qui les a mordus. Parmi tous ceux qui ont été frappés de cette affection, nous n'en connaissons aucun qui se soit guéri, sauf un ou deux cas et encore ne s'agissait-il pas de personnes mordues par un chien enragé, mais de malades mordus directement par des hommes enragés, qui leur avaient communiqué le mal. Mais avant le début des attaques, la guérison peut se produire chez beaucoup de ceux qui ont été mordus par un chien enragé. Aussi, faut-il commencer le traitement auparavant. Comme l'attaque d'hydrophobie tarde à venir (en général elle survient au bout de quarante jours, parfois au bout de six mois et on a quelques exemples de rage survenus sept ans après la morsure), quelques-uns s'imaginant que le chien n'était pas enragé se hâtent de guérir la plaie et ont favorisé ainsi l'éclosion de la maladie.

Vous jugerez par les signes suivants si la morsure a été produite par un chien enragé ou non : Décortiquez des noix bonnes à manger, soigneusement et appliquez-les sur la plaie, le jour suivant, donnez ces mêmes noix que vous venez d'enlever du lieu malade à un coq ou à des poules. Tout d'abord, il ne touchera pas à cette nourriture, mais s'il y est forcé par la faim, l'oiseau survivra si le chien n'était pas enragé. Il faut alors se hâter d'ouvrir la plaie et vous répéterez au bout de quelques jours la même expérience. Si le volatile ne meurt pas vous pourrez fermer la plaie, puisque le malade est hors de danger. Oribase recommande cette façon de procéder ; si l'on sait de façon certaine que le chien était enragé, on se servira de remèdes qui maintiennent la plaie ouverte, tels que la poix, le vinaigre très acide et l'opopanax. Tout cela est décrit avec détail dans le chapitre qui a trait aux blessures des nerfs. Si la peau est délicate, on recourra à l'huile d'iris, aux balsamiques et autres choses semblables, après avoir ainsi pansé la plaie on appliquera un cataplasme d'ail. Ceci produit des escharres. Voici un escharrotique sec pour les personnes mordues par les chiens enragés :

Sel fossile......................	3 drachmes.
Chaux........................	16 —
Squille.......................	16 —
Rue verte.....................	4 —
Vert-de-gris pulvérisé...........	4 —
Semence d'oreille de chien......	1 —

Après la chute de l'escharre ou avec de l'huile de rose.

Il faut empêcher la plaie de se cicatriser pendant quarante-deux jours au moins. Voici un cataplasme qui maintient la plaie béante chez les personnes mordues par un chien enragé : Prenez des oignons cuits, avec du sel, de la rue, du petit salé, des cendres avec de l'huile, on applique les feuilles de la lavande, de la menthe, du baumier additionnée de sel, ou des noix avec de l'oignon, du sel et du miel, ou des cendres de figues mélangées avec du cérat.

Lavez la plaie avec une dissolution de camomille ou de racines du rue sauvage, quelques-uns brûlent la plaie au fer rouge. Ils auraient du au début se servir de drogues simples, telles que l'absinthe, la germandrée, la germandrée aquatique et la pouliot.

Voici des remèdes composés :

Crabes de rivières et rejets de vignes blanches brûlés dans un vase de cuivre ou en bronze, deux cuillerées.

Racines de gentiane triturées, une cuillerée à donner à boire pendant quatre jours dans un cyathe de vieux vin, puis quelques-uns ajoutent deux cuillerées de sang de perdrix ; les crabes seront pris à la nouvelle lune avant le lever du soleil. Donnez double et même triple dose à ceux qui n'en feraient pas usage journalièrement. La thériaque de vipères peut être prescrite avec avantage. On purgera le malade avec une préparation de concombre sauvage, qu'on additionnera de décoction de sauge, où avec l'heracleon eromvert appelé aussi allyson. Certains prescrivent de manger le foie du chien qui a causé la blessure. Ce serait un contre-poison qui éteindrait la force du virus et l'empêcherait de se répandre dans tout l'organisme ; on peut obtenir ces mêmes effets en buvant du vin doux vieux et pur, ou du lait, ou en mangeant des oignons, de l'ail et des locks.

Si pour quelques empêchements, on n'a pu recourir à la médication précédente, on ne recourra pas aux scarifications, aux ventouses, ni non plus au charbon ardent, parce que le poison est déjà répandu dans les parties les plus profondes de l'organisme. On recourra au petit lait, aux sudorifiques, aux sinapismes appliqués sur diverses parties du corps et à des doses fréquentes d'hellébore.

De cane rabiosa par Sérapion l'Ancien, Traité V, chapitre XVIII, traduction latine d'Andréas Alpagus, Venetiis apud Juntas, 1550 (*Faculté* n° 106) (1).

Canes incurrunt rabiem secundum plurimum in calore vehementi, sicut dixit Lucas etiam in frigore vehementi, multo et continuo. Et quando rabiosi fiunt, prohibentur alecis quœ comeduntur et libuintur et sitiunt et non libunt et rauce latrant secondum plurimum et movent caudas suas et macrescunt et deponunt caudas suas inter coxas suas et emittant unam muccilazenosam urinam et spumam et non est eis vox sensûs et sunt quasi infirmi, donec ipsi fortasse non cognoscunt dominos suos et mordet sed non latrent et currunt omni, cui occurrunt ex animalibus et hominibus et mordent et non apparet in morsu nocumentum, nisi dolor qui est in loco morsus. Et in fine accidit egritudo, quœ nominatur timor aquæ et est illa quœ accidit cum spasmo et rubedine corporis et propiœ faciei. Et sequntur illud permixtio et alienatio et sudor multus et terretur ab aqua, quando videt eam et quando appropenquat ei. Et est infirmi est qui terrentur ex omni re humida, et ex eis est, qui latrant sicut canis et mordent hominem, est causa hujusmodi œgritudinis. Et causa in allu's est venenum, quod effundetur in morsû canis rabiosi in mole corporis totius. De timore autem eorum ab aqua, existimat quidam, causa ejus est illud, quod advenit eis ex siccitate maximâ, donec sunt quasi evacuatæ est ab eis subtantiæ humiditatis ex toto. Et Ruffus quidem dicit hoc œgritudo est una ex specibus melancolia, quonian venenum ipsum assimilatur humori melancholicho,

---

(1) Nous donnons tels que les textes latins, n'étant pas entièrement sûrs de l'exactitude de ces traductions.

Et hœc causa est propinqua ei quod discunt quidam, quod formatur eis forma canis, qui momordit eos ei aqua quare terrentur ex ea. Et non ego cognosco aliquem cecidisse in hanc œgritudinem et evasisse ex ea. Antequam vero confirmetur œgritudo et signetur, vidi multos ex illis quos momorderent canes rabiosi cuasisse. Et propter illud necesse est nobis ex hora nostra describere curationem ex eo, quod sanat. Verumtamen fortasse existamant multi, antequam confirmetur œgritudo timoris aquœ, quod morsus non est canis rabiosi, quod est quia de consuetudine illius est secundum plurimum est accidit ille timor post xl. dies et in quibusdam post sex menses et dixerunt advenit eis illud post septem menses ; propterea putant quidam medicorum quod canis qui momordit eos non fuit rabiosus et student in curatione eorum cum eis quœ consolidant vulnus, quare fiunt causa confirmationis œgritudinis. Et ex eo cum quo securatur morbus a principio œgritudinis et scitur an morsus sit canis rabiosi aut alterius et experientia illius per hoc ut teratur (nunc bona et regularis) multum et forras ipsam super vulnus statim, deinde accipe eam et projice ipsam galinœ aut gallo. Si ergo non inceperit comedere ex ec tuna ipssa, quando patietur tamen, statim necessaria comedet si ergo canis qui momordit non fuit rabiosus, vivet gallina et si fuit rabiosus morietur post paululum et secundum plurimum in die secundo, Tunc ergo opportet ut prœpares in aperiendo vulnus deinde post paululum administra hanc experientiam quando ergo non moritur gallina, tunc opportet ut administres illud quod consolidat quando tu es securus a timore qui advenit infirmo. Et quando certi sumus, quod canis qui momordit, furt rabiosus. dilatamus vulnus, cum medicinis aperitivis et medicinis quœ attrahunt et egredi faciunt venenum secut sœpe, aut alleum aut sinapis aut nasturtium aut vezaro aut eruco, aut ruta aut amidon cum pale aut orellanœ cum cœpe. Et masis innativum hoc est medica-

mem factum cum opopanao et iste est modus ejous. Recipe
opojanaci unc x, II j. x, picis libr. *Acels* libr. J et P misceatur
totum et administretur. A dentun in potis est medicinis simpli-
bus licium et absynthium et gummi alaminden et scordeon et
chamœdrogos et menthano. Et ex medicinis compositis hoc
medicamen. Recipe cancrorum flusialium adustorum super
lignum vitis albœ partes x. radicis gentianno combuste partes
quinque: thuris partem j, heratur et cribellitur et dehin ex eo
cocbleac cim unum cum vini puri ontiqui quantitate anc. III.
fral illud soatio xi. dierum. Et ponantur ex theriaca vipera-
rum juvamenta magno et utuntur etiam eum hoc regimine quod
sedat et frangit ex virtute veneni et extinguit. Similiter etiam
quod prohibet ipsum submergi ad profundum corporis. Et ex
proprietate vini antiqui, duas, puri et fortis et potus lactis est,
ut faciunt istas duas proprietates et secundum hanc firmam
etiam est cœpœ et alleorum et porri. Si autem advenit eis
timor aquœ, quiest causa perditionis, tune ingenies in hoc, ut
facias eos potas aquam secundum hunc modum Sumatur mel
mondum et decoquatur, donec coaguletur et fiant ex eo tro-
chisci subtiles et imple eos aqua et cooperiantur cum melle
coagulato etiam et progiciantur in ore infirma; aut infundatur
aqua vas figuli aut plumbi cui sit cannula longa et intromitte
eam in os ejus ut, ad radicem linguœ ejus et coge eum bibere
eam.

De morsu canis rabiosi, cap. X. RAZES, *ad Almanzorem de re
medica* lib. VIII, p. 195.

Nocumentum quod hujus canis morsus sequitur, vehemen-
tione magnum judicatur, ideoque nos oportet in nominandis
signis quibus hic canis dignosci queat amplificare verba, quum

ab eo evitatur aut cito interficiatur. Dicimus itaque quod canis iste plerumque incurrit rabiem in deibus canicularibus et quandoque in hyeme. Qui postquam eam incurrerit commestione prohibetur, aquam quoque si videret ab ea fugit, atque quando que moritur cum aquam ingurgitata fuerit. Os quoque suam aperit et linguam foras extrahit ac abea ejus ore spuma fluit et ex naribus suis humiditas. Oculi prœterea ejus rubent ut sanguis, caputque suum ad terram inclinat. et caudam relaxat, et inter coxas demittet. Diversisque ut ebrius vacillat moribus et adomnes vadit quos videt et eos vult mordere. Dominos insuper suos non agnoscit alii eidem canes ab eo fugiunt Ipse quoque non latrat nisi paucum et cum latrare incipit, vox ejus rauca auditur. Ista quinque signa cum in cane visa fuerint, aut aliquod ex ejs, mox interficiendus et ob eo fuigiendum. Ille vero quem canis iste mordet non existimat in principio.

In principio quod ipsius morsus multum eum lœdat. Sed mala accidentia parum post ea eveniunt. Ex aquâ namque teretur, neque eam bibit imo eam videns tremit et anxiatur et fortasse spasmatur ac moritur. Ex omni prœterea re humida et liquefacta terretur et fugit ab ea, donec siti movetur. Ipse itidem quandoque incurrit rabiem et adsistantes tenet homines et mordet eos. Et cujus morsu accidit idem, quod ex canis rabiosi morsu evenere solet. Quum ergo canem qui hominem memordit cognoveris et quod in eo aliquod istorum signorum sit perceperis, cito succurrere et ventosas morsui superposa et diutissime ac multum sugatur, scarificetur quoque ac sanguinis extrahitur multitudo. Deinde super locum morsus, medicamina quœ ipsum dilatent et consolidari prohibeant pone ut sunt sicla et eruca atque cœpœ etalia medicamina. Unguentum quoque qaod locum ulcerat est adhibendum quod fit ex liquore anacardi et rutœ, sicut est in suo capitulo nominatum. Si autem in principio ex quo morsus fucit locum comburas, multum confert, ventosas tamen atque combustionem, usque ad tres tantum dies exercere debes.

Postquam vero tres transierint dies, œgrum non fatiges, quia jam venenum in corpus totum diffusum est, sed vulnus nullo modo consolidari penitus permitta ita ut emplastrum ex eruca et tritico et ex aliquo eorum quæ diximus superponas. Deinde venies ad curationem perfectam antequam ab aqua terreri incipiat, quia postquam ab aqua teneri cœperit, evadere non poterit; horum vero quidam sunt, qui post hebdomadam unam ab aqua terrentur, et sunt alii qui post duas hebdomados, alii autem qui post quadraginta dies terrentur, quandoque etiam reperiumtur quidam qui non nisi, post sex menses aut annum unum terrentur. Et quidem sunt complexione habentes humidissimas. In principio itaque curæ eorum ventrem cum pillulis et medicinis nominalis in capitulo de melancholia solvere incipe. Eosque eodem ciborum ac balnei regimine conserva. Lac quoque atque vinum cum aqua multum temperatum eis ad tribendum tribue. Et stricte ut eorum corpora in crassitie augmententur, prout in capitulo de melancholia dicturi sumus. Dictam quoque cum carne et confectionibus ex melle et vino amplifica, eis insuper prœcipe ut multum dormiant et lœtentur atque quiescant et ad ultimum regimine melancholiam trahentium eos conserva Medicamen quoque galeni, ei ad bibendum tribue desomptu medicaminis Galeni. Cancros fluviales sume et in positos in furno donec terantur combure et ne multum terantur cave. De quibus postquam partes 10 et olibani partem 1 accipe et conjuncta simul tere, deinde reconde et cum opus fuerit œgro quotidie 3, 2, in mane et alias duas ei noctem cum aqua frigida his diebus, quibus non das medicinam ventris solutivam ad bibendum tribue. hic vero multis diebus facere debes. Galenus namque refert se nunquam vidisse aliquem a cane rabioso morsum ab aqua terrefactum postquam ex hoc medicamine ab quid ei datum fuerit. Postquam autem œger ab aqua terrefactus fuerit, vix unquam liberabitur. In ipsotamen spei, licet parum habemus. Ipsum itaque in loco frigido statue et considera qualiter in os ejus linguam mittas contribam per cujus locum occultum ne eam videre possit aquam inmitas.

Caput etiam ipsius ac totum corpus ex oleo roseo infunde. Deinde aquam hordes et oleum roseam ac succum psyllie et portulacæ et his similium per clysterem injice, ideo videlicet sit ejus siti aliquid subigetur. Nos ejusque in hospitali quemdam quem canis memordent rabiosum habuimus, qui in nocte latrabat. Et vidi quod ab aqua quæ ei dabatur, non terrebatur imo eam petebat et de maxima siti conquerebatur. Cum autem aquam ei daremus ipsam abominabatur et dicebat quod sordes in ea erant. Et cum quæreremus quæ sordes in ipsa essent, dicebat intestina canum et cattorum in ea esse et rogabat nos ut aliam ei aquam daremus. Cumque etiam ei afferemus aquam, dicibat ut prius et litigabat nobiscum et irascebatur atque rogabat et ad jurabat nos per Deum ut aquam mundam et bonam ei daremus. Medici quoque unius sectæ dixerunt, quod si canis aliquem memorderit, et ignoraserit utrum sit rabiosus an non, accipiat unum frustum panis et intingat in sanguine qui excipit ex morsu et alii det cani qui si commederit, sciat canem qui eum memorderit rabiosum non fuisse. Quod si non comederit canis procul duabio rabiosus fuit. Aut ex nucibus contritis emplastrum loco super positum per noctem unam dimittatur. Deinde gallo aut galinæ multum famelico projiciat. Nam si canis rabiosus fuit, non inde comedet, aut si comederit mane monetur. Ista signa cum apparuerint illico cum medicamine quod nominavimus erit ampliandum si autem non apparuerint, vulnus tantum claudendum erit.

Avicenne, Liv. IV, Fer VI. Traité IV.

Accidit cani rabies, quœ est conversio suœ complexionis ad melancholicitatem malignam, venenosam. Et accidit ei hœc conversio, aut ex are ? aut ex cibis et potibus. Ex aere vero, quum calor vehemens adurit humores ejus, quare sit rabiosus in autumno ; Aut congelat frigus vehemens sanguinem ejus, faciens ipsum declivem ad melancholicitatem, quare sit rabiosus in vere. Ex cibis vero, et potionibus quum lambit et comedit ex sanguine animalium decollatorum jam corrupto, et comedit ex cadaveribus, et bibit ex aquis putridis, quare declinant humores ejus ad melancholiam putridam, quamobrem accidit iterum creaturœ ejus, ut varietur : et accidit complexioni ejus, ut alteretur, sicut accidit leprosis. Et quandoque apertur corpus ejus, et convertetur color ejus ad cinercitatem, et additur perseverantia in causis corruptionis ejus ipse nunc famem patitur, et non comedit, et sitit et non bibit aquam : et quando obviat aquœ, timet ex eâ, et abhorret eam, et quandoque horripilatur ex ea, et tremit, et plurimam tremoris est in cute faciei suœ : immo quandoque patitur, ex ea, timendo et proprie in fine rei suœ. Et accidit ei multitudo letnebrositatis oculorum, et est semper solitarius ignarus, non cognoscens dominum suum, et videbis cum rubeum, oculos vehementis aspectus, et horribilis, et extrahit linguam, et evant saliva spumosa, et fluit ex naso res nocens spissa capite ejus jam dimisso, et auribus ejus mollificatis, quare movet eas ambas : et jam curvatum est dorsum, et inclinatur dorsum ejus ad latere, quare videt jam tortus ad latus, etad superiore, et ad latus. Et si firmat cauda ejus, ambulat timidus, declivis quasi sit ebrius, tristis, angustiosus, et prœceps sit in omni passu. Et cum appearet ei forma contra illam, invadendo

ipsam, sive sit paries, aut arbor, aut animal? et raro fit propinqua invasio ipsius cum ejus latratu ad illud, quod invadit,
secundum consuetudinem canum, immo est tacitus, squali-
dus, et quando latrat vides latratum ejus raucum et videbis
canes fugere à via ejus, et fugiunt ab eo ipso longinquo. Quod
si fiat præsens dominus eorum, repente blanditur ei, et obe-
diens fit inter manus ejus, et conatur ugere ab eo. Et *postea*
deterior est eo, et similiter quod de animalibus rapacibus.

De narratione eorum quæ fiunt rabiosa præterea quæ diximus.
— Cap. VI.

Dicitur, quod vulpes fit rabiosa, et mustella fit rabiosa. Et
dixerunt quidam, quod quidam embli rabiosi facti sunt. Et
momorderunt dominos suos, et incurrerunt maniam, quæ accidit
exreliquis rabiebus.

Dispositione ejus quem mordet canis rabiosus; — Cap. VII.

Cum canis rabiosus mordet homines, non videtur nisi vulnus
habens dolorem, sicut reliqua vulnera : deinde apparent super
ipsos post dies aliquot, aliquid de cogitationibus corruptis, et
somnus corruptus, et dispositio quasi ira, et murmuratio, et
commistio rationis, et respensio abse que eo, quod quæritur
ab eo, et vides spasmari extrema ejus, contrahende ea ad se : et
refugit lumen, et saltos ne luminis, et singultus, et sitis, et sic-
ctas oris, et fugit ex multitudine gentium, et deligit solitudinem
et esse solitarius, et quandoque abhorret lumen, et rabent
membra ejus, et proprie facies eorum, et raucescunt voces
eorum, et plorant et in fine incipiunt timore ex aqua, et ex
humiditatibus et quoties approximat eis aqua imaginatur canem,

T.   32

quare timent ex eo : et quandoque non tenentur, immo nau-
scant ea, et quandoque ⚫ diligunt volutari in terra. Et quandoque accidit eis projectio spermatis sine desiderio et perducit
procul dubio ad spasmum, et ea Z e Z : et quandoque pervenit
ad sudorem frigidum, et syncopiam, et mortem ; et quandoque
moritur ante has dispositiones sitiendo : et quandoque desi-
derat aquam, deinde proclamat exea, cum obvia sit ei : et quandoque sorbet ex ea, quare strangulatur ex ea et moritur : et
quandoque latrat sicut canis, et quasi sit cum eo eo raucedo et
quandoque abscinditur vox ejus. Et sit sicut apoplecticus non
valens tolerare ut clamet. Et quandoque apparent res mira-
biles, quasi sint animalia, et quasi canes parvi. In pluribus
vero dispositionibus est urina ejus subtilis et quandoque tingit
nigrum, et aliquando retinetur urina ejus, quare penitus emit-
tere non valet, et venter ejus secundum plurimum est
siccus. Et de mirabilibus dispositionibus ejus est, quod ipse
est promptus ad mordendum hominem. Quod si momor-
dent hominem apud commotionem vel furiam suam, accidit
illi homini illud, quod accidit ei, et similita quod superfluit
ex aqua, aut potu, quem ipse bibit, et quod superfluit ex
cibo quem ipse comedit aperiuntur illud in eo, qui ex
ambabus assumpserit vel comederit. Non territus est aliquis
eorum ex aqua, qui evasit per curationem, aut abcessu-
que ea, proprie cum vidit faciem suam in speculo, et non
cognavit seipsum : autcui in eo imaginatus est canis : nisi duo
viri : ipse namque, secundum quod existimant primi, vixerunt
in hujusmodi dispositione et ipse quidem canis non momordit
eos ambas : immo non momordit eos ambas u, isi homo quem
canis rabiosus momorderat. Ante vero terrorem ex aqua, cura
ejus est propinqua. Et quumque interficit inter hebdomadam,
et similia usque ad sex menses. Et spatium temperatum est
XI. dies. Et dixerunt quidam, et non creditum est, quandoque

tenetur post septem annos. Dixerunt quidam, et est sicut Rufus, non terentur ex aqua et diligunt volutari in terra, nisi quum complexiones eorum confirmatæ sunt in siccitate, quare abhorent contrarium complexionis, et diligunt convenientes, et ad hunc sermonem non est declinatio, quoniam declinatio complexionis ex alienum ad id, quod ei est conveniens vere consimile est ex eis, quæ non habent radicem vero veritatem. Et sanioris dispositionis quem momordit hic canis est ille, ex cujus morsus plurimum sanguinis cunit. Et propter illud quando mingit post patum medicinarum theriacalium sanguinen, securatus ex timore aquæ, etc.

ALBUCASIS. — Suber prataræ, fol. xxx, cap. xxx.

Morsures des chiens enragés. — Inficiuntur canes rabidi ut plurimum tempore hyemali et possibile est eos inseri etiam in aliis temporibus; est enim natura ejus frigida et sicca a prædominio coleræ nigræ in ipso communicat et corrumpit totum corpus et manifestatur in ipso cane. Signum canis rabidi est apud principium adventus ejus alteratorius est, quoniam rubent oculi ejus et squalidi et motus articularum male movet et incedit stupefactus et delirans a dextris et sinistris, ferens caudam inter coxas et possibile est movere caput, et non comedit nec bibit et quando confirmata est spatio in ipso non cognoscit patronum et odit et offendit quidquid invenit ex animalibus et non recedit de loco et ugit umbram suam quam aspicit in pariete et cum vident eum cane abhorrent et fugiunt ipsum et deciditur vox ejus et fluit saliva ex ore et tunc expedit interficere ipsum est non valeat offendere. Signum verum et certum ad discernendum inter morsum canis rabiosi et non rabiosi est quæ accipititur frustrum panis et intingatur sanguine morsus dente projictatur alio cani sano quoniam si non comedit, illud certum est morsum canis rabiosi fuisse, si vero comedit illud, scito morsum canis sani furie, vel accipiantur nucæ panis intinetæ sanguinis morsus perspiciantur gallinis quoniam si non comederint eas provul dubio morientur.

Signa quæ indicant morsum canis rabrosi sunt quoniam in sui principio non percipit primo tantum morsus dolorem et post augmentatur probostia; post modum vero occupatunt pessima et evanescunt somnia et intellectus permixtio dres manens et forte timebunt et vident mirabilies et terribilia, et supervenit eis in hora vigiliis passio aliézar sine cause. Totum hoc acedit ipsi apud sui principium et quando fuerit passio in ipsi donec pervenent ad timorem et nunc latrabit ut canis et acudit ei raucedo vocis et non timebit aquam vel potum sed timebit inspicere aquam et quanda respicit aquam accipit cum tremæ itaque cædit et revolvitur super terram et supervenit ei motus involuntarius membrorum et totius corporis et præcipue eorum quæ vicina sunt facies et possilile est tunc statim mori et quando quæ superveniunt hœc nisi ad annum perfectum hujusmodi accidentus post paucos dies et quandoque post sex mensis, quandoque non superveniunt hæc nisi ad annum perfectum. Differunt'enim accidentia sœp in corporis dispositionem ex colera nigra. Causa quidem propiter quam timent exquam est excessus sicitatis cerebri ex infectione cœleræ nigræ, itaque vestimatur es onum corpus exacatum ad modum sicci pulxeris et cum accedit ad aquam, dissolvit humiditatem aquæ et destruetur et corrumpitur ejus dispositio, etc.

La rage (livre de la miséricorde dans l'art de guérir et de conserver la santé, par Sidi Siouti, auteur du xve siècle, né à Lycopolis (Nouvelle Egypte), signalé par René Briau dans *la Gazette hebdomadaire* de 1856, n° 30, et dans *la Gazette médicale de l'Algérie,* année 1858, p. 80).

La rage (addat el Calb), est communiquée par le chien, le renard, la fouine. Elle vient de l'excès de mauvais phlegme et de l'atrabile remués à l'entrée de l'hiver par les temps humides et pluvieux. Le chien enragé change de couleur, sa langue pend, son dos fléchit, son col chancelle ; il ne sait où il est et ne reconnaît rien. Si quelqu'objet s'offre à lui, il se jette dessus pour mordre. Il déchire avec ses dents l'homme ou l'animal à sa portée, lacère la peau et y inocule le venin qui produira la rage aux premiers temps froids, dans les quarante jours au plus tard. L'individu enragé a horreur de l'eau ; on le reconnaîtra donc infailliblement en lui en présentant. Regarde-t-il dans un coin où se trouve une figure canine, si on offre aux chiens les morceaux auxquels il a goûté, ils n'en voudront pas. Traitement : avant que l'hydrophobie ne soit déclarée, il faut cautériser tout de suite au fer rouge la morsure et ses bords, y appliquer des cataplasmes d'ail et de sel, pilés et pétris avec du miel, afin d'empêcher la pénétration du venin dans l'économie. Ensuite on mange à jeun et à l'heure du coucher de l'ail avec du miel, en enlevant les mets froids. La pâte de froment au lait de vache avec du beurre et du miel épuré convient. On fait bouillir le tout sur le feu et on ajoute quantité suffisante de poudre fine d'ail décortiqué. Le mélange pris tiède tous les matins à jeun est très bienfaisant. »

Morgagni *de la rage* (viiie *lettre du de sedibus et causis morborum*. Traduction Desonneaux et Bestinet. Paris 1820, § 19.

Mais passons à ce qui a rapport à l'hydrophobie, comme je l'ai promis au commencement, quoique depuis Salius, (1) Cœsalpin, (2) Codronchi, (3) Aromatarius, (4) ont confirmé qu'il y a beaucoup d'hydrophobes sans délire on trouve éparses çà et là plusieurs histoires sans compter celles que je rapporterais moi-même, qui viennent à l'appui des observations de ces grands médecins, et quoiqu'en outre Théodore Zwingen (5) ait établi une distinction telle entre l'hydrophobe et la rage, qu'il a avancé non seulement que la première peut exister sans la seconde, ce qui est vrai, mais encore que la seconde ne peut pas exister sans la première ce qui n'est pas également vrai ; cependant comme Bonet qui du reste rapporte avec discernement quelques observations d'hydrophobie (8 in sects 8 l. ejusd. i) n mieux aimé imiter ceux qui avaient placé autrefois cette maladie au nombre des variétés de la manie, et qu'il a mis les dissections des hydrophobiques à la suite de celles des maniaques, je ne veux point m'écarter ici de cet ordre, attendu surtout que j'admets que l'hydrophobie est souvent accompagnée du délire mélancholique ou d'un délire

---

(1) *De affectionibus particularibus*, c. xix.
(2) *Art. med.*, l, III, cap. xxxiv.
(3) *De Rabie*, l. I, c. i.
(4) *Disputatio de Rabie*, p. 2, partie I.
(5) *Oph. N. C.*, dec. 3, A. 2, obs. 104, *in schol. addida peste a seir, ordinem Sepulchreti, t. I, § 13, in fine.*

qui tient à la fois de la mélancholie et de la manie ou même du délire maniaque, ce qui est confirmé parce que dit l'illustre médecin Méad (1), que les forces musculaires sont prodigieusement augmentées, et parce qu'il est lui-même, c'est-à-dire un homme attaché à son lit par des cordes très fortes, les rompre toutes d'un seul effort. D'autres (2) ont rappellé aussi qu'un jeune homme attaqué de cette maladie entrait par intervalle dans une telle fureur, que quatre hommes ne pouvaient le contenir qu'avec peine. D'autres (3) encore ont écrit qu'une force très considérable ne pouvait pas comprimer la fureur d'un enfant de 5 ans.

Mais je dis ceci en passant pour vous faire comprendre qu'il peut, qu'il doit même exister de grandes différences sur les cadavres des hydrophobes, suivant la variété des maladies qu'ils ont éprouvées, puisqu'il y en a un assez grand nombre qui n'ont pas je ne dis pas de délire, mais même de fièvre, comme le prouvent l'observation de presque tous les auteurs que j'ai cités et d'autres encore. En effet ne croyez pas que l'horreur que les malades altérés ont de l'eau soit du délire. D'ailleurs tous ne l'éprouvent pas. Quelques-uns même se font apporter de ce liquide et s'efforcent d'en boire. Cependant le plus grand nombre ne boit pas et ce n'est pas sans un puissant motif. Car quelques-uns se sont efforcés d'avaler des liquides, quoiqu'en très petite quantité et peu à peu ne le firent qu'avec une grande difficulté et en éprouvant de la douleur. Tel cet enfant dont Mead rapporte l'histoire à la Société royale de Londres. D'autres, soit qu'ils fussent déjà plus mal, soit qu'ils

---

(1) *Tractatus de venenis*, tent, 2.
(2) *Apud rabiens in Boerh.*, aph. § 1137.
(3) *Eph. N. C. centr.*, obs. 54.

en usent bu davantage, furent pris de convulsions très violentes
ou de suffocations et périrent. Le premier de ces accidents
arriva à la jeune fille de Modène dont il sera question plus bas,
et le dernier à ceux à l'occasion desquels Aromatarius
dit en parlant de l'hydrophobie et de l'eau « cela a lieu
quand il en boit, c'est pourquoi elle le suffoque et il
meurt. Quant à ceux qui conservaient leur raison, lorsqu'on leur demanda pourquoi ils ne buvaient pas, ils répon-
dirent que c'était à cause d'une grande constriction de la
gorge ou de l'œsophage, c'est là le témoignage de Salvius (l. tg.
cit.) confirmé par Aromatarius (P. cit. partie 7), et en effet il
semble qu'ils aient dans ces parties quelque chose qui empêche
la déglutition de la boisson, de telle sorte que Cœsalpin com-
para les hydrophobes à des sujets attaqués de certaines angi-
nes dans lesquelles les boissons refluent par le nez et ou que
l'œsophage était en convulsion chez eux. Aromatarius (Partie
cap. 7) ayant lu ce passage, s'étonna beaucoup que Salius et
Cœsalpin n'en eussent pas tiré la conclusion, qu'il crut devoir
établir lui-même d'une manière absolue, que cette maladie
n'est autre chose qu'une espèce d'angine.

§ 20. — Depuis ce temps jusqu'à ce jour on a publié beaucoup plus d'observations de la maladie que d'histoires de la
de la dissection des cadavres. Il y en a certains parmi ces dernières qui semblent venir à l'appui de l'opinion d'Aromatarius
par exemple celle de Zurcher (N. C. 3ᵉ cent.), qui ont les intestins membraneux des cercles cartilagineux de la branchée artère extrêmement rouges. Telles sont surtout celles qu'un
chirurgien rapporta à Mead, (histe ann. 1699), dans laquelle la
gorge était très enflammée et une autre dont.....

§ 21..... — Mais puisqu'il puisse paraître convenable de ne
pas rejeter au premier abord cette opinion d'Aromatarius, qui se

proposa de chercher la nature et le siège de l'hydrophobie, d'apaès un de ses symptômes les plus manifestes, ne croyez pas cependant que je me rende facilement de cette guérison. Et je ne dis pas cela parce qu'en l'admettant, on ne comprend pas pourquoi la plupart des hydrophobes prennent de la nourriture avec peu de difficulté, pourquoi un certain nombre avalent bien les aliments comme l'ont vu Césalpin et d'autres ou pourquoi d'après l'expression de Brechtfeld déjà citée il faut passer promptement par l'œsophage, tout ce qui est solide, car plusieurs auteurs, comme Salvius lui-même et Aromatarius entêté au-devant de ce doute qui peut être élevé aussi hors de cette maladie, dans certaines difficultés d'avaler.

Il le dis pour d'autres raisons que ce dernier vit également, mais qu'il n'est pas développées, je veux parler surtout de la propriété étonnante attachée à l'hydrophobe de se communiquer par contagion, même après un long espace de temps. Car ce que Salvius et d'autres avec lui ne croyaient pas, que l'hydrophobie eût lieu avec les symptômes les plus violents, même sans mesure, et cause seulement pas de la salive brûlée sur la peau nue est certain.

Il est encore constant que « Tauvry fit la description à l'Académie royale des Sciences de Paris, et dont une inflammation de l'œsophage et une légère phlogise de la hachée artère. Mais les deux premiers auteurs rapportèrent en même temps que le poumon était rempli en partie ou en entier de sang épanché dans les vésicules. Zwnger dit de plus que le sang était coagulé dans le cœur et dans les grands vaisseaux moins et en outre que les sabliers et surtout l'estomac étaient parsemés de taches rouges. Tauvry, au contraire, ne parle pas de cela, et note presque toutes les lésions que vous pourrez voir énumérer dans Boerhave avec une partie de celles dont je viens de parler (V. Boerhave, aph. de cognos. morb. § 1140). D'nn autre côté, la dissection que Mead fit sur l'enfant dont il a été question plus haut est contre Aromatarius, car en examinant l'œsophage, le cerveau. la poitrine et l'estomac, il ne trouva nulle part rien qui ne fut dans l'état ordinaire, si ce n'est que ce dernier viscère contenait une grande quantité de bile visqueuse et verte. On peut regarder aussi comme étant contre le même auteur les dissections que vous trouverez citées dans le Sepulchretum 41, § 8, olv. 10, et directement opposées à un médecin d'un grand renom (Aromatarius) qui rapportait que cette maladie à une espèce d'engine qui s'y joint. Mais à l'ouverture des cadavres, ajoute aussitôt Rolfinck, fort de ces observations, on ne trouve aucune trace d'inflammation. Cependant Aumalarus qui était très versé dans la lecture d'anciens médecins, avait cherché avec leur autorité plusieurs des qu'on pourrait lui faire et prétendait que c'est aussi une angine celle qui a son siège dans quelque partie que ce soit de l'œsophage ou de la trachée artère, et qui quelquefois n'est ni aiguë ni même accompagnée de fièvre, attendu qu'elle détermine de l'étroitesse; quelque obstruction de ces voies celle qui a lieu par des convulsions et pour passer à dessein d'autres cas sous silence, par une sérosité pituiteuse, qui occuperait ces voies sans aucune inflammation, etc. »

INDEX BIBLIOGRAPHIQUE

MÉDECINS DE LA PÉRIODE GRŒCO-ROMAINE

Hippocrate. — Traduction de Littré.

Celse. — Traduction des Etangs ; collection des auteurs latins de Nisard.

Cœlius Aurélianus. — Edition de Haller, Lausanne, 1773, 2 vol. in-8°.

Gallen. — Edition Kühn.

Dioscoride. — Edition de Venise, in-folio, 1565, avec commentaire de Matthiole et de grandes estampes en bois.

Oribase. — Traduction Daremberg et Bussemaker.

Aëtius. — Tétrabiblion, in-folio, Venise, 1534.

Paul d'Egine. — Œuvres complètes, Bâle, 1538, in-folio.

ARABES

Sérapion l'ancien. — Traduction latine d'Andréas Alpagus, in-folio, Venise, 1550.

Rhazès. — Edition de 1548, in-folio, avec Alexandre de Tralles.

Avicenne. — Opera omnia, 2 vol. in-folio, Venise, 1564.

Albucasis. — Traduction latine, par Paul Ricius, Bâle, 1517, in-folio.

Daniel Leclerc. — Histoire de la médecine.

Louis Leclerc. — La médecine des Arabes.

BYZANTINS

Corlieu. — Histoire des médecins grecs depuis Galien.

Actuarius. — Méthode thérapeutique, in-4°, Venise, 1554.

Palmarius. — De morbis contagiosis, lib., VII, in-12, Francfurti, 1601.

Baccius. — De rabidi canis morsû, Rome, 1586.

Fracastor. — De morbis contagiosis, lib. II, cap. x, Venise, 1584.

Mercuriali. — Tractatus de maculis pertiferis et de hydrophobia, in-4°, Padoue, 1580.

Paré (Amb.). — 1561, édition Paris.

Montisianus. — Questiones medicinales de cane rabido, Venetiis, 1546, in-4°.

Fabrice de Hilden. — Observationum, centuriæ V, Bâle, 1609, in-4°.

Aromatarius. — Venise, 1625.

Martin Lister. — Dissertationes medicinæ, Londres, 1673.

Scaramucci. — Lettera sopra un torofobo, Maurata, 1702.

Camerarius-Resp-Scharff. — Diss. de alyssoclave, Tubingue, 1709.

Hunault. — |Entretiens sur la rage et ses remèdes, Château-
Gontier, 1714.

Grewe. — Dissertatio de rabie canina, in-4°, Lugduni Batav.,
1717.

Astruc. — Diss. med. de hydrophobia, Montpellier, 1719, in-12.

James. — Method of Prevening and Curing the Madness
from the Bite of a mad. Dog., Londres, 1733, in-8°.
— Treatise on canine Madness, 2e édition, ibid., 1760.

Desault. — Dissertation sur la rage et sur la phtisie, Paris,
1734, in-12.

Lanzoni de Fierrare. — Œuvres complètes, 3 vol. in-4°.
— Lauzanne, 1738. Du poison du chien enragé, t. I,
cap. LXII, p. 153.

Sauvages. — Dissertation sur la nature et la cause de la rage,
Toulouse, 1749, in-4°, ibid., 1759, in-4°.

Choisel (du). — Nouvelle méthode pour le traitement de la rage,
Paris, 1752, in-12.

Nugent. — An Essay on the hydrophobia, in-8°, London, 1753.

Bruce. — Dissertation de hydrophobia, Edimbourg, 1755, et
dans Haller., Disp. med., t. I, p. 595.

Journal de Vandermonde, 1758, t. VIII. Hydrophobia communiquée par l'atmosphère (?), par Lebeau.

Journal de Vandermonde, 1757, t. VII, p. 1. Hydrophobie, suite
de chaleur, par Laurens.

Journal de Vandermonde, 1757, t. VI, p. 139. Obs. d'hydrophobie
venue après commotion cérébrale, par Trécourt.

Journal de Vandermonde, 1757, t. VI, p. 151. Remèdes souverains contre la rage, par le Joyant, curé près du Mans,
1772, t. XXXVIII, p. 525.

Journal de Vandermonde, 1755, t. III, p. 182. Lettres sur la rage,
par Darluc. Obs. de mort après morsure par les loups,
trait. par le mercure.

Journal de Vandermonde. — 1754, t. I, p. 167. Le lait et le beurre tirés d'une vache enragée peuvent-ils donner la rage, 1755, t. II, p. 90. Obs. sur une morsure venimeuse et mortelle d'un canard amoureux par le Cat de Rouen.

Journal de Vandermonde. — 1757, t. VI, p. 81. Obs. suivie de réflexions et de recherches historiques par Lavirotte (bon travail).

Journal de Vandermonde. — 1756, t. IV, p. 258. Obs. de morsures et traitement par le mercure par Darluc.

Van Swieten. — Commentaria, Parisiis, 1771, vol. III, p. 535.

Journal de Vandermonde. — 1773, t. XL, p. 120. Obs. et trait. par le mercure par Beausset.

Struve (C.-Fr.). — De rabice caninœ therapia, Leipzig, 1774, in-4° et dans Baldinger Syllog, t. I, p. 272.

Delassonne. — Méthode éprouvée pour le traitement de la rage, Paris, 1776, in-4°.

Heysham. — De rabie canina, Edimbourg, 1777, in-8°.

Fiothergell. — Case of Hydrophobia, London, 1778.

Portal. — Obs. sur la nature et le traitement de la rage, Iverdun 1779.

Vaughan. — Cases and. Obs. on the Hydrophobia, Lond. 1779, in-8°.

Belleville. — La rage au point de vue physiologique, Toulouse, 1873.

Duluc. — De la rage des chiens, sa non-transmissibilité à l'homme, Bordeaux, 1873.

P. 425. Documents inédits comm. 1869, 1870, 1871, 1872.

Enquête sur la rage, 1850-51. Tardieu, p. 371, 1852. Tardieu, p. 381, 1853-54; Tardieu p. 390; 1855, 1856, 1857, 1858. Tardieu, p. 396, 1859, 1860, 1861 et 1862. Tardieu, p. 412; 1863, 1864, 1865, 1896, 1867 et 1868. Bouley.

Des lésions du cerveau et de la moelle dans la rage, par Otto Weller. (Thèse inaugurale, Zurich, 1879.)

Contribution à l'étude de la rage chez l'homme, ses lésions
    nerveuses, conduite à tenir dans la période d'incubation
    et dans la rage confirmée, par Arango. (Th. de Paris,
    1878, n° 403.

Andry. — Recherches sur la rage, Paris, 1780.

Muench. — Instruction abrégée sur la manière d'employer la
    belladone dans la morsure des chiens enragés. Gœttingen,
    1780.

Hoffmann. — Anweisung ivie die Folgen des Brisses ect. zu
    ver"meiden. Altenb., 1781, in-8°

Journal de Vandermonde, 1781, t. LV. Obs. sur la rage d'un
    mulet par Thoret.

Metzler. — Préservatif infaillible contre la rage et l'hydrophobie
    qui suivent la morsure des animaux enragés, Fribourg
    1781, in 8°.

Senel d'Yvoiry. — Manuel des enragés ou collection des remèdes
    publiés et employés avec succès contre la rage, depuis
    1578 jusqu'en 1780. Lyon, 1782, p. 19, in-8°.

Schwarts (C. Tr. — Præs-Kemme. (J. Chr.) Diss. de Hydro-
    phobia ejusque specifico melve majoli et proscarabes,
    Halle, 1783, in-8°.

Boulcille. — Mém. sur la nature et le traitement de la rage. In
    Mém. de la Société de méd., 1782-83.

Berkenhout. — On the Bite of a Mead. Dog., Lond., 1783.

White (R.) — The Use abuse of sea. Water Lond. 1783, in-8°.

Moderel. — Syntagma de rabie canina, Frib. Brisq., 1783.

Dock (M.) — De rabie canina, Fribourg, 1783. Réimp. dans
    Dœring, t. I.

Metzler (D.) — Dissertatio de rabie seu hydrophobia ejusque
    curatione. In. Hist. et Mem. de la Soc. royale de méd.,
    année 1783, 2ᵉ part. Ce volume est consacré tout entier
    aux mémoires couronnés et mentionnés honorable-
    ment pour la question proposée par la Soc. sur la rage.

Baudot. — Essais anthydrophobiques, Paris, 1771 et Mém. de la Soc. roy. de méd., 1782 et 1783.

Œuvres posthumes, t. III in-8°, Paris, 1783.

Boicet. — Mém. de la Soc. roy. de méd., 1783.

Erpenbeck. — Observationes circa rabie caninam, Burgoslius, 1784, in-8°.

Stopr. — Dissertatio de rabiem canina, Pragæ, 1784, in-4°.

Felir. — Etwas über die, Hundeswults, Munster, 1784, in-8°.

Saviard. — Morsures d'un chien et d'un chat enragés, In Rec. d'obs. chir., 1784, p. 330, in-12.

In Mémoire de la Société royale de médecine, 1783. *Du même.* — Traitement local de la rage et de la morsure de la vipère, Edimbourg et Paris, 1785, in-12.

Lecroux (Laur.-Ch.-Pierre). — Observations sur la rage, suivies de réflexions sur les spécifiques de cette maladie, Lyon, 1780 in-8°. — Instructions vétérinaires de 1782 à 1806, Paris. *Du même.* — Dissertation sur la rage.

Instruction sur la rage, publiée par les ordres de M. l'Intendant de la généralité de Paris pour être distribuée dans les diverses paroisses de cette généralité. In Journ. de Vandermonde, 1785, t. LXV, p. 185 à 240. — Bon travail où on insiste sur la valeur de la cautérisation.

Enaux et Chaussier. — Méthode de traiter les morsures d'animaux, Paris, 1785.

Hamilton. — Bermertrün gen uber die Mittel urder den Bis toller Hunde (aus dem Englischen von Michaelis), Leipzig, 1787.

W. Ilwaine. — Dissertatio de rabie canina, Edimburgi, 1787. in-8°.

Asli. — Entururf der nothwendigster kenntnisse von dem Gifle toller Thiere, Lemgo, 1787, in-8°.

Fiort (S). — An Essay on the Bit of a Mad. Dog., London, 1788.

Deline (Conrad). — Essai d'un traité complet sur le ver de mai et son usage contre la rage, etc., Leipzig, 1788, In journ. de Vandermonde, 1789, t. LXXXI, p. 319.

Percival (Th.) — Lond. Med. Journal, 1789, t. III, p. 295.

Niberlacher (Gr.) — Dissert. de hydrophobia, 1789, in Eycrell. — Dissert. med., t. II, p. 182.

Le Camus. — Conjectures physiques sur la nature, la cause et les remèdes de la rage. In Mém. sur différ. sujets de méd. de Paris, 1760, in-12°.

Morgagni. — De sedibus at causis etc., 1760. Trad. Des. Paris, 1820, lettre 8, lettre 61.

Journal de Vandermonde, 1761, t. XV, p. 99. — Histoire de 17 personnes, mordues par un loup enragé. Effets du mercure dans la rage, par Hoin de Dijon.

Hagg. — Dissert. de Hydrophobia ejusque per mercurialia potissimum curatione, Strasbourg, 1761; et dans Baldinger, Syll-select opusc., t. I, p. 249.

Journal de Vandermonde, 1762, t. XVI, p. 33. — Hydrophobie pendant les 4 premiers mois de 11 grossesses, par Mazars de Cazalès.

Layard. — Ess. ou the Bite of Mad. Dog. Lond., 1762, in-8°.

Pouteau. — Essai sur la rage. Lyon, 1763, in-8°.

Beaumer. — Instruction sur une méthode de traiter l'homme et les animaux qui ont été mordus par un chien enragé., Erfurth, 1765, in-4°.

Thibolet de la Lance. — Diss. de hydrophobia sine morsu pævia, Bâle, 1765, et dans Baldinger. Syll., t. I, p. 236.

Mead (R.) — Opera medica. Gœttingen, 1749, t. II, p. 100 et Tentamen de cane rabiosi in oper. omnia., t. 1, p. 78, in-8°, Paris, 1767.

Kemme (Cl.) Præs. Buechener (André) et Haffner (Chr.) — Diss. de nonnulis ad rabiem caninam et hydrophobiam

pertinenbus, Halle, 1767, et dans Baldinger. Syllog., t. I,
p. 296.

Journal de Vandermonde, 1769, t. XXX, p. 152. Trait. par le
mercure, par Saulquin.

Paris. — Imp. de la Faculté de médecine, Henri Jouve, 15, rue Racine.